Von Fall zu Fall V

Nach SEHGAL gelöste Fälle zum Nacharbeiten

Unüberlegtes Tun und untätiges Überlegen
führt nicht zum Ziel

(Gregor von Nazianz)

Motto in SAMUEL HAHNEMANNS

>Heilkunde der Erfahrung<, Berlin 1805

Petra Vetter

Von Fall zu Fall V

Nach SEHGAL gelöste Fälle zum Nacharbeiten

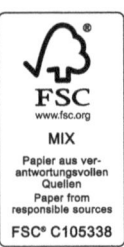

Bibliografische Information der Deutschen Nationalbibliothek:

Die Deutsche Nationalbibliothek verzeichnet diese Publikation in der Deutschen Nationalbibliografie; detaillierte bibliografische Daten sind im Internet über http://dnb.dnb.de abrufbar.

Verlag: BoD · Books on Demand GmbH, In de Tarpen 42, 22848 Norderstedt

Druck: Libri Plureos GmbH, Friedensallee 273, 22763 Hamburg

ISBN: 978-3-7693-2051-0

Inhaltsverzeichnis

Über seltene, möglichst ausgefallene Arzneimittelfälle wollte ich schreiben Habe ich aber nicht. Wieder traten besonders die Polychreste in den Vordergrund. Da gehören sie ja auch hin.

Und dann war in letzter Zeit das Thema „Impfung" besonders aktuell und führte zu einigen Überlegungen.

Petra Vetter

- Empfehlungen und Ratschläge wurden von der Autorin nach bestem Wissen und Gewissen zusammengestellt. Eine Garantie kann es jedoch nicht geben. Eine Haftung der Autorin und des Verlages ist ausgeschlossen.

- Patientendaten wurden anonymisiert

- Geschlechtsneutrale Formulierungen sind recht umständlich. Daher wurde der Einfachheit halber meist die männliche Form gewählt. Dies soll niemanden diskriminieren.

- Die erwähnten Gemütsrubriken stammen aus folgenden Computer- Repertorien von Radar 10:
  - Synthesis 9,1 – nicht gekennzeichnet
  - Synthesis TE 2009 – (SynTE)
  - Complete 2002 – (C)
  - Murphy 3 – (M).
- Außerdem wurde das Computerprogramm jRep und darin das Safe Repertorium benutzt – (sare).

- Die Schreibweise wurde beibehalten.

- Spezielle SEHGAL- Rubriken wurden mit (S) gekennzeichnet.

- Zitate wurden in ihrer Schreibweise unverändert übernommen.

- Abkürzungen:
  - PV: Petra Vetter
  - P: Patient/in
  - NeuRep: (Lang, Eva: Das Neue Repertorium Homoeopathicum, Eva Lang, Worpswede 2005)

In dieser Ausgabe werden wieder komprimierte Anamnesen einiger Fälle und ihre Bearbeitung dargestellt. Zu einigen Rubriken wurden kurze Begründungen hinzugefügt.
Beibehalten wurde auch die alphabetische Auflistung der angewandten Rubriken am Ende eines jeden Falles.

Unendlich müde

Meine Freundin Marianne (59 J.) ruft an. Ich behandele sie seit längerem wegen unterschiedlichen Beschwerden. Ein Thema ist immer auch ihre Diabetes. Ohne Aufwärmphase geht es gleich los.

Marianne: Du – ich bin soo k.o. – da dachte ich, ich muss Dich anrufen.

PV: Das war schon mal gut.

Marianne: Ich habe einfach überall Schmerzen – wie Zerrungen oder Krämpfe, sogar in der Halsschlagader. Die Knochen glühen – auch die kleinen Finger. Ich bin so geschafft. Völlig k.o., nur noch müde. Vor 10.00 Uhr komme ich nicht aus dem Bett. Ich schaffe nix – ich kann auch nix... Sonntag wollen wir weg fahren. Urlausreif bin ich ja wirklich. Aber eigentlich bin ich zu kaputt, um zu fahren.

PV: Gibt es einen Auslöser? Was war vorher?

Marianne: Ich weiß nicht, woher das kommt. Keine Ahnung. Ich denke, dass ich bekloppt werde. *(laut)*
Der Zucker ist hoch, aber das ist er schon länger. Ich habe so was schon mal gehabt – da war der Zucker auch so hoch... Ich bin so un-end-lich müde!

PV: Mhm.

Marianne: Ich habe auch plötzlich einen Fersensporn gekriegt. Das ist so heftig! Ich habe bei jedem Schritt geschrien. Musste alle zwei Stunden andere Schuhe anziehen. Aber ich will nix mehr sagen. Am besten, Du machst das.

PV: Ist das jetzt besser? Mit dem Fersensporn, meine ich?

Marianne: Nee – nicht wirklich. Und dann die Schmerzen in den Gelenken. So stechend. Als ob da Sandkörnchen drin sitzen. Ob das Arthrose ist?

PV: Kann schon sein. Was ist von Deinen Beschwerden denn das Schlimmste?

Marianne: Also am schlimmsten sind die Schmerzen im rechten Fußgelenk. Das ist kaum auszuhalten.

PV: Und was machen die Schmerzen mit Dir?

Marianne: Die halten mich vom Unbeschwertsein ab. Ich kann doch nix machen.

PV: Wenn Du so an Deinen Gesamtzustand denkst – Welche Gedanken belasten Dich am allermeisten?

Marianne: Dass ich nicht weiß, was das ist, wo es hingeht. Am allerschlimmsten wäre es, wenn das eine Krankheit wäre, bei der ich nichts machen kann. Wenn ich dann abhängig würde von anderen. Also nein – das könnte ich nicht aushalten!

PV: Ich denke ich habe das Mittel. Bitte nimm ....C6, aufgelöst, 1 TL.

Telefonat 1 Tag später

Marianne: Also mein Denken war erstmal irgendwie besser. Aber dann ist alles wieder gekommen. Dann habe ich so eine komische Fläche am Gaumen gekriegt.

Aber das ist auch wieder weg. Ach ja – und einen Viertel Riegel Schokolade gegessen. Aber der ist mir nicht bekommen.

PV: Und die Schmerzen im Fuß?

Marianne: Die sind ein bisschen besser.

PV: OK. Wir bleiben bei ....C6, 5xschütteln, 1 TL 1xtg.
(Das Arzneimittel wird noch zehn Tage benötigt. Zuerst legte sich die Erschöpfung, dann verschwanden die Fußschmerzen)

BEARBEITUNG

Meine Freundin Marianne (59 J.) ruft an. Ich behandele sie seit längerem wegen unterschiedlichen Beschwerden. Ein Thema ist immer auch ihre Diabetes. Ohne Aufwärmphase geht es gleich los.

Marianne: Du – ich bin soo k.o. – da dachte ich, ich muss Dich anrufen.

Gemüt - Getragen - Verlangen getragen zu werden

Begründung: Marianne sieht keine Möglichkeit allein aus ihrem schwachen Zustand herauszukommen. Sie möchte in einen angenehmeren transportiert werden.

PV: Das war schon mal gut.

Marianne: Ich habe einfach überall Schmerzen – wie Zerrungen oder Krämpfe, sogar in der Halsschlagader. Die Knochen glühen – auch die kleinen Finger. Ich bin so geschafft. Völlig k.o., nur noch müde. Vor 10.00 Uhr komme ich nicht aus dem Bett. Ich schaffe nix – ich kann auch nix... Sonntag wollen wir weg fahren Urlaubsreif bin ich ja wirklich. Aber eigentlich bin ich zu kaputt, um zu fahren.

PV: Gibt es einen Auslöser? Was war vorher?

Marianne: Ich weiß nicht, woher das kommt. Keine Ahnung. Ich denke, dass ich bekloppt werde! *(laut)*
Gemüt - Furcht - Geisteskrankheit; vor

Der Zucker ist hoch, aber das ist er schon länger. Ich habe so was schon mal gehabt – da war der Zucker auch so hoch... Ich bin so un-end-lich müde!

PV: Mhm.

Marianne: Ich habe auch plötzlich einen Fersensporn gekriegt. Das ist so heftig! Ich habe bei jedem Schritt geschrien.
Gemüt - Schreien - Schmerzen, bei den

Musste alle zwei Stunden andere Schuhe anziehen. Aber ich will nix mehr sagen. Am besten, Du machst das.
Gemüt - Getragen - Verlangen getragen zu werden

PV: Ist das jetzt besser? Mit dem Fersensporn, meine ich?

Marianne: Nee – nicht wirklich. Und dann die Schmerzen in den Gelenken. So stechend. Als ob da Sandkörnchen drin sitzen. Ob das Arthrose ist?

PV: Kann schon sein. Was ist von Deinen Beschwerden denn das Schlimmste?

Marianne: Also am schlimmsten sind die Schmerzen im rechten Fußgelenk. Das ist kaum auszuhalten.

PV: Und was machen die Schmerzen mit Dir?

Marianne: Die halten mich vom Unbeschwertsein ab. Ich kann doch nix machen.
Gemüt - Dunkelheit - agg.
Ausdrücke - Allgemeines - Diabetes mellitus - begleitet von – Impotenz

PV: Wenn Du so an Deinen Gesamtzustand denkst – welche Gedanken belasten Dich am allermeisten?

Marianne: Dass ich nicht weiß, was das ist, wo es hingeht. Am allerschlimmsten wäre es, wenn das eine Krankheit wäre, bei der ich nichts machen kann. Wenn ich dann abhängig würde von anderen. Also nein – das könnte ich nicht aushalten!
Gemüt - Furcht - Krankheit, vor drohender - abhängig zu sein; von anderen

*PV: Ich denke, ich habe das Mittel. Bitte nimm **Cuprum C6**, aufgelöst, 1 TL.*

Telefonat einen Tag später

Marianne: Also mein Denken war erstmal irgendwie besser. Aber dann ist alles wieder gekommen. Dann habe ich so eine komische Fläche am Gaumen gekriegt. Aber das ist auch wieder weg. Ach ja – und einen Viertel Riegel Schokolade gegessen. Aber der ist mir nicht bekommen.

PV: Und die Schmerzen im Fuß?

Marianne: Die sind ein bisschen besser.

PV: OK. Wir bleiben bei Cuprum C6, 5xschütteln, 1 TL 1xtgl.
(Das Arzneimittel wird noch zehn Tage benötigt. Zuerst legte sich die Erschöpfung, dann verschwanden die Fußschmerzen)

- **Ausdrücke - Allgemeines - Diabetes mellitus - begleitet von – Impotenz**
- **Gemüt - Dunkelheit - agg.**
- **Gemüt - Furcht - Geisteskrankheit; vor**
- **Gemüt - Furcht - Krankheit, vor drohender - abhängig zu sein; von anderen**
- **Gemüt - Getragen - Verlangen getragen zu werden**
- **Gemüt - Schreien - Schmerzen, bei den**

Das kann ich aushalten

Besuch bei Peter, einem 88 Jahre alten Nachbarn, seit ca. drei Jahren Witwer.

Er wirkt munter und gut in Form. Zunächst entwickelt sich ein gutnachbarliches Schwätzchen, aber als Peter nach einer Handverletzung gefragt wird, wird er plötzlich wütend. Er schimpft laut auf „Die Ärzte", deren nachlässiger Arbeit er es zu verdanken habe, dass ein Finger der rechten Hand steif geblieben sei.

Unvermittelt schiebt er plötzlich das rechte Hosenbein hoch und zeigt sein geschwollenes Knie.

Peter: Schau Dir das an! Das Knie ist dick, seit ich mein Auto gewaschen habe. Irgendwie habe ich mich gedreht und es gab einen Knacks. Ich war schon mehrmals beim Arzt. Aber die sagen nur immer ‚da ist nichts' und geben mir Tabletten. Aber die helfen auch nicht. Habe ich auch nur kurz genommen – ich will mich ja nicht vergiften.

PV: Wie lange hast Du das?

Peter: Seit über einem Jahr.

PV: So lange? – Du hast nie etwas gesagt?!

Peter: Ph – kann es ja aushalten. Und zum Arzt gehe ich nicht mehr. Die sagen doch einfach immer nur, dass da nichts ist. Dabei habe ich den Knacks doch gehört! Und dick und schmerzhaft ist es auch. Denen werde ich überhaupt nie wieder vertrauen!

Als ich Peter anbiete, ihn homöopathisch zu behandeln, reagiert er zunächst misstrauisch.

Peter: Kriege ich dann sowas wie Paracetamol? – Ich nehme nämlich keine Tabletten. Giftzeugs allesamt! – Naja – meine Blutdrucktabletten – die muss man ja nehmen.

Ich erinnere Peter daran, dass ich ihn vor ein paar Jahren schon mal erfolgreich homöopathisch behandelt habe. Er schaut mich verunsichert an. Ich merke, dass er das vergessen hat und beschränke mich darauf, die Ungefährlichkeit der Homöopathie zu schildern.

Daraufhin ist Peter bereit, eine Dosis .... C 30 zu nehmen.

Follow-up eine Woche später.

Ich schaue wieder bei Peter herein, und wir klönen eine Zeit lang. Da er selbst nichts von seinem Knie erzählt, frage ich ihn irgendwann danach.

Peter: Knie – wieso?

PV: Na – das war doch geschwollen.

Peter: Ja, nee – dem Knie geht's gut. Alles bestens.

PV: Ich frage ja nur, weil ich Dich doch homöopathisch behandelt habe.

Peter: Was? – *(Peter lacht unsicher und macht eine wegwerfende Handbewegung)* Naja – ab und zu merke ich so ein bisschen was. Aber wirklich nicht viel.

Er hat es schon wieder vergessen.

BEARBEITUNG

Besuch bei Peter, einem 88 Jahre alten Nachbarn, seit ca. drei Jahren Witwer.

Er wirkt munter und gut in Form. Zunächst entwickelt sich ein gutnachbarliches Schwätzchen, aber als Peter nach einer Handverletzung gefragt wird, wird er plötzlich wütend. Er schimpft laut auf „Die Ärzte", deren nachlässiger Arbeit er es zu verdanken habe, dass ein Finger der rechten Hand steif geblieben sei.

Unvermittelt schiebt er plötzlich das rechte Hosenbein hoch und zeigt sein ge-
schwollenes Knie.

Gemüt - Nackt sein, möchte

Begründung: Peter entblößt unaufgefordert sein rechtes Bein. Er zeigt keinerlei
Zurückhaltung.

Peter: Schau Dir das an! Das Knie ist dick, seit ich mein Auto gewaschen habe.
Irgendwie habe ich mich gedreht und es gab einen Knacks. Ich war schon mehrmals beim Arzt. Aber die sagen nur immer ,da ist nichts' und geben mir Tabletten.
Aber die helfen auch nicht. Habe ich auch nur kurz genommen – ich will mich ja
nicht vergiften.

PV: Wie lange hast Du das?

Peter: Seit über einem Jahr.

PV: So lange? – Du hast nie etwas gesagt?!

Peter: Ph – kann es ja aushalten.

Gemüt - Gleichgültigkeit, Apathie - klagt nicht

Und zum Arzt gehe ich nicht mehr. Die sagen doch einfach immer nur, dass da
nichts ist. Dabei habe ich den Knacks doch gehört! Und dick und schmerzhaft ist es
auch. Denen werde ich überhaupt nie wieder vertrauen!

Gemüt - Wahnideen - verkauft – worden

Begründung: Peter fühlt sich konventionellen Medizinbetrieb „verraten und verkauft".

Denen werde ich überhaupt nie wieder vertrauen!

Gemüt - Furcht - verraten zu werden; davor

Begründung: Der Patient hat völlig das Vertrauen verloren. Er befürchtet, wieder
nur enttäuscht zu werden.

Als ich Peter anbiete, ihn homöopathisch zu behandeln, reagiert er zunächst miss-
trauisch.

18

Peter: Kriege ich dann sowas wie Paracetamol?- Ich nehme nämlich keine Tabletten. Giftzeugs allesamt! – Naja – meine Blutdrucktabletten – die muss man ja nehmen.
Gemüt - Furcht - vergiftet - werden; Furcht, vergiftet zu

Ich erinnere Peter daran, dass ich ihn vor ein paar Jahren schon mal erfolgreich homöopathisch behandelt habe. Er schaut mich verunsichert an. Ich merke, dass er das vergessen hat und beschränke mich darauf, die Ungefährlichkeit der Homöopathie zu schildern.
Gemüt - Gedächtnis - Gedächtnisschwäche - Tatsachen, Fakten; für - zurückliegende Tatsachen, für lange

Daraufhin ist Peter bereit, eine Dosis **Hyoscyamus C 30** zu nehmen.

Follow-up eine Woche später.

Ich schaue wieder bei Peter herein und wir klönen eine Zeitlang. Da er selbst nichts von seinem Knie erzählt, frage ich ihn irgendwann danach.

Peter: Knie – wieso?

PV: Na – das war doch geschwollen.

Peter: Ja, nee – dem Knie geht's gut. Alles bestens.

PV: Ich frage ja nur, weil ich Dich doch homöopathisch behandelt habe.

Peter: Was? – (*Peter lacht unsicher und macht eine wegwerfende Handbewegung*) Naja – ab und zu merke ich so ein bisschen was. Aber wirklich nicht viel.
Gemüt - Gleichgültigkeit, Apathie - klagt nicht

Er hat es schon wieder vergessen.
Gemüt - Gedächtnis - Gedächtnisschwäche - Tatsachen, Fakten; für - kurz zurückliegende Tatsachen, für.

Rubriken

- Gemüt - Furcht - vergiftet - werden; Furcht, vergiftet zu
- Gemüt - Furcht - verraten zu werden; davor
- Gemüt - Gedächtnis - Gedächtnisschwäche - Tatsachen, Fakten; für - kurz zurückliegende Tatsachen, für.
- Gemüt - Gedächtnis - Gedächtnisschwäche - Tatsachen, Fakten; für - zurückliegende Tatsachen, für lange
- Gemüt - Gleichgültigkeit, Apathie - klagt nicht
- Gemüt - Nackt sein, möchte
- Gemüt - Wahnideen - verkauft – worden

Keine Lust, daran zu denken

Hella, eine Bekannte von mir, 75 Jahre, alleinstehend. Als ihr Blutdruck dauerhaft zu hoch blieb, wollte sie es mal mit der Homöopathie probieren, da sie eine starke Abneigung verspürte, immer Medikamente einnehmen zu müssen.
Belladonna hatte ihr eine Zeit lang geholfen. Nun will sie wieder einen Termin, da der Blutdruck wieder steigt.
Sie ruft mit viertelstündiger Verspätung an, da sie „irgendwie nicht richtig auf die Uhr gesehen hat." Sie spricht sehr sachlich.

PV: Dann erzähl mal.

Hella: Naja – der Blutdruck steigt wieder. Belladonna hilft nicht mehr. Ich habe da dauernd so einen Druck im Kopf. Das macht mir doch Gedanken.
PV: An was denkst Du denn da?

Hella: Na, Schlaganfall natürlich. Das ist ja wohl realistisch. Der Augeninnendruck ist auch erhöht. Da befürchte ich schon, dass der Sehnerv geschädigt werden könnte. Ich war deswegen auch beim Arzt und habe mir Blutdrucktabletten verschreiben lassen. Irgendetwas muss ich ja tun. Aber auf Medikamente habe ich auch keine richtige Lust.

PV: Wegen der Nebenwirkungen?

Hella: Ja. Die schädigen nun mal. Geht alles auf die Leber. Außerdem gefällt mir der Gedanke nicht, jeden Tag Tabletten einzunehmen. Dann ist man ja abhängig davon. Außerdem will ich einfach nicht dauernd über meinen Blutdruck nachdenken müssen.

PV: Ach so.

Hella: Der Tinnitus ist auch wieder stärker geworden. Das Rauschen ist deutlich lauter als früher. Aber daran habe ich mich gewöhnt. Da kann man sowieso nichts anderes machen, als es zu überhören.

PV: Gibt es sonst noch etwas, was Dich beschäftigt?

Hella: Ach – ich bin zu dick. Schon ziemlich schwerfällig beim Gehen. Aber ich habe keine Lust, irgendetwas dagegen zu unternehmen oder mir größere Hosen zu kaufen.

Hella erhält...........................C6

Follow- up eine Woche später

Es geht ihr besser. Der Blutdruck ist deutlich niedriger, wenn auch noch nicht perfekt. Sie macht sich nicht mehr so viele Gedanken darum. Den Tinnitus habe sie fast vergessen. Abgenommen habe sie leider noch nichts.

Hella erhält weiter .... in aufsteigenden Potenzen bis zur C 1000 und kann dadurch fast ein Jahr ihren Blutdruck auf akzeptablem Niveau halten.

Dann verliert das Arzneimittel seine Wirkung, und ich suche neu. Leider erfolglos.
Nach dem vierten Arzneimittel ohne durchschlagendes Ergebnis, begibt sich Hella
in die Hände der Schulmedizin.

BEARBEITUNG

Hella, eine Bekannte von mir, 75 Jahre, alleinstehend. Als ihr Blutdruck dauerhaft
zu hoch blieb, wollte sie es mal mit der Homöopathie probieren, da sie eine starke
Abneigung verspürte, immer Medikamente einnehmen zu müssen.
Belladonna hatte ihr eine Zeit lang geholfen. Nun will sie wieder einen Termin, da
der Blutdruck wieder steigt.
Sie ruft mit viertelstündiger Verspätung an, da sie „irgendwie nicht richtig auf die
Uhr gesehen hat." Sie spricht sehr sachlich.
Gemüt - Sachlich, vernünftig

PV: Dann erzähl mal.

Hella: Naja – der Blutdruck steigt wieder. Belladonna hilft nicht mehr. Ich habe da
dauernd so einen Druck im Kopf. Das macht mir doch Gedanken.

PV: An was denkst Du denn da?

Hella: Na, Schlaganfall natürlich. Das ist ja wohl realistisch. Der Augeninnendruck
ist auch erhöht. Da befürchte ich schon, dass der Sehnerv geschädigt werden
könnte. Ich war deswegen auch beim Arzt und habe mir Blutdrucktabletten verschreiben lasse. Irgendetwas muss ich ja tun. Aber auf Medikamente habe ich auch
keine richtige Lust.
Gemüt - Sachlich, vernünftig
Gemüt - Angst - tun; zwingt ihn, etwas zu

PV: Wegen der Nebenwirkungen?

Hella: Ja. Die schädigen nun mal.

Gemüt - Furcht - Verletzung; vor - selbst verletzt zu werden

Begründung: Hella befürchtet eine dauerhafte Schädigung.

Geht alles auf die Leber. Außerdem gefällt mir der Gedanke nicht, jeden Tag Tabletten einzunehmen. Dann ist man ja abhängig davon. Außerdem will ich einfach nicht dauernd über meinen Blutdruck nachdenken müssen.

GEMÜT - DENKEN, Denkfähigkeit - Abneigung gegen Denken (M)

Gemüt - Pflicht - Abneigung gegen Pflichten

PV: Ach so.

Hella: Der Tinnitus ist auch wieder stärker geworden. Das Rauschen ist deutlich lauter als früher. Aber daran habe ich mich gewöhnt. Da kann man sowieso nichts anderes machen, als es zu überhören.

Gemüt - Gefahr - kein Gefühl für Gefahr; hat

Begründung: Obwohl die Patientin gut informiert ist, nimmt sie den verstärkten Tinnitus nicht als Erhöhung des Schlaganfallrisikos wahr.

PV: Gibt es sonst noch etwas, was Dich beschäftigt?

Hella: Ach – ich bin zu dick. Schon ziemlich schwerfällig beim Gehen. Aber ich habe keine Lust, irgendetwas dagegen zu unternehmen oder mir größere Hosen zu kaufen.

*Hella erhält **Falco peregrinus C6***

Follow- up eine Woche später

Es geht ihr besser. Der Blutdruck ist deutlich niedriger, wenn auch noch nicht perfekt. Sie macht sich nicht mehr so viele Gedanken darum. Den Tinnitus habe sie fast vergessen. Abgenommen habe sie leider noch nicht.

*Hella erhält weiter **Falco peregrinus** in aufsteigenden Potenzen bis zur C 1000 und kann dadurch fast ein Jahr ihren Blutdruck auf akzeptablem Niveau halten.*

Dann verliert das Arzneimittel seine Wirkung, und ich suche neu. Leider erfolglos. Nach dem vierten Arzneimittel ohne durchschlagendes Ergebnis, begibt sich Hella in die Hände der Schulmedizin.

Rubriken

- **Gemüt - Angst - tun; zwingt ihn, etwas zu**
- **GEMÜT - DENKEN, Denkfähigkeit - Abneigung gegen Denken**
- **Gemüt - Furcht - Verletzung; vor - selbst verletzt zu werden**
- **Gemüt - Gefahr - kein Gefühl für Gefahr; hat**
- **Gemüt - Pflicht - Abneigung gegen Pflichten**
- **Gemüt - Sachlich, vernünftig**

Ich möchte mithalten können

Anruf von Kalinka, Tochter einer Freundin, 12 Jahre alt:

Kalinka: Hallo Petra.

PV: Hallo Kalinka – ist die Hand wieder schlimmer geworden? (Kalinka hatte sich am Tag zuvor die linke Hand verbrannt, und ich hatte sie behandelt).

Kalinka: Nein, nein, das ist alles wieder in Ordnung. Ich konnte sogar am Ausritt teilnehmen, obwohl der Zügel über der Blase lag. Aber das ging alles gut. Ich habe heute ein anderes Problem. Hast Du gerade Zeit?

PV: Ja – habe ich. Erzähl!

Kalinka: Also ich habe mir vorgestern den linken Knöchel verknickt. Mama hat mir dann Arnica gegeben und Traumheel® Salbe, und das war auch schon besser. Aber heute, nach dem Ausritt bin ich bei unserer Auffahrt so über die Kante gerutscht und wieder umgeknickt. Und jetzt tut das richtig weh, und ich kann schlecht laufen.

PV: *Erzähl mir mehr darüber.*

Kalinka: Ja also, wenn ich liege ist es besser, und Berührung mag ich gar nicht.

PV: *Liegst Du jetzt?*

Kalinka: Ja. Das linke Bein habe ich hoch gelegt, und das rechte lasse ich baumeln.

PV: *Wie ist es für Dich zu liegen?*

Kalinka: Och – ich liege ganz gern. Ich habe so ne faule Phase.

PV: *Möchtest Du allein sein, wenn es so weh tut?*

Kalinka: Nee – ich habe lieber Gesellschaft

PV: *Was denkst Du so über Deine Schmerzen?*

Kalinka: Na – das soll weg! Das Laufen geht ja nicht.

PV: *Was stört Dich am meisten daran, dass Du nicht laufen kannst?*

Kalinka: Ich möchte mit meiner Schwester mitkommen. Die geht immer so schnell. Das ist dann doof, wenn ich nicht mithalten kann. Deswegen habe ich auch gleich angerufen.

PV: *Ja – das verstehe ich. Bist Du denn auch sonst langsamer als Deine Schwester?*

Kalinka: Nö – überhaupt nicht. Eigentlich bin ich immer schnell mit allem. Sagt Mama jedenfalls.

PV: *Ach so.*

Kalinka erhält..........................D12, aufgelöst 1 TL.

Anruf einen Tag später

Kalinka: Hallo Petra. Ich wollte nur erzählen, dass ich wieder normal laufen kann. Der Fuß ist fast ok. . Nur wenn ich ihn nach hinten biege, tut es noch etwas weh.

BEARBEITUNG

Anruf von Kalinka, Tochter einer Freundin, 12 Jahre alt:

Kalinka: Hallo Petra.

PV: Hallo Kalinka – ist die Hand wieder schlimmer geworden? (Kalinka hatte sich am Tag zuvor die linke Hand verbrannt und ich hatte sie behandelt).

Kalinka: Nein, nein, das ist alles wieder in Ordnung. Ich konnte sogar am Ausritt teilnehmen, obwohl der Zügel über der Blase lag. Aber das ging alles gut. Ich habe heute ein anderes Problem. Hast Du gerade Zeit?

PV: Ja – habe ich. Erzähl!

Kalinka: Also ich habe mir vorgestern den linken Knöchel verknickt. Mama hat mir dann Arnica gegeben und Traumheel® Salbe, und das war auch schon besser. Aber heute, nach dem Ausritt bin ich bei unserer Auffahrt so über die Kante gerutscht und wieder umgeknickt. Und jetzt tut das richtig weh, und ich kann schlecht laufen.
Gemüt - Wahnideen - Verletzung - worden; er sei verletzt

PV: Erzähl mir mehr darüber.

Kalinka: Ja also, wenn ich liege ist es besser, und Berührung mag ich gar nicht.
Gemüt - Berührtwerden - Abneigung berührt zu werden

PV: Liegst Du jetzt?

Kalinka: Ja. Das linke Bein habe ich hoch gelegt und das rechte lasse ich baumeln.

PV: Wie ist es für Dich zu liegen?

Kalinka: Och – ich liege ganz gern. Ich habe so `ne faule Phase.
Gemüt - Faulheit - Kindern, bei

PV: Möchtest Du allein sein, wenn es so weh tut?

Kalinka: Nee – ich habe lieber Gesellschaft
Gemüt - Gesellschaft - Verlangen nach

PV: Was denkst Du so über Deine Schmerzen?

Kalinka: Na – das soll weg! Das Laufen geht ja nicht.
Gemüt - Töten, Verlangen zu

Begründung: Kalinka möchte ihre Schmerzen ein für alle Mal loswerden. Sie sollen weg aus dieser Welt.

PV: Was stört Dich am meisten daran, dass Du nicht laufen kannst?

Kalinka: Ich möchte mit meiner Schwester mitkommen. Die geht immer so schnell. Das ist dann doof, wenn ich nicht mithalten kann.
Gemüt - Neid - Eigenschaften Anderer; auf

Deswegen habe ich auch gleich angerufen.
Gemüt - Schnell im Handeln

PV: Ja – das verstehe ich. Bist Du denn auch sonst langsamer als Deine Schwester?

Kalinka: Nö – überhaupt nicht. Eigentlich bin ich immer schnell mit allem. Sagt Mama jedenfalls.
Gemüt - Schnell im Handeln

PV: Ach so.

*Kalinka erhält **Lachsis D12**, aufgelöst 1 TL.*

Anruf einen Tag später

Kalinka: Hallo Petra. Ich wollte nur erzählen, dass ich wieder normal laufen kann. Der Fuß ist fast ok. . Nur wenn ich ihn nach hinten biege, tut es noch etwas weh.

Rubriken

- Gemüt - Berührtwerden - Abneigung berührt zu werden
- Gemüt - Faulheit - Kindern, bei
- Gemüt - Gesellschaft - Verlangen nach
- Gemüt - Neid - Eigenschaften Anderer; auf
- Gemüt - Schnell im Handeln
- Gemüt - Töten, Verlangen zu
- Gemüt - Wahnideen - Verletzung - worden; er sei verletzt

Erst muss alles organisiert sein

Spontanbesuch bei Nachbarin Irmtraut, 73 Jahre alt. Wir haben uns wegen der Coronamaßnahmen länger nicht gesehen. Mir fällt gleich auf, wie schlecht sie geht, als sie ein paar Teetassen holt. Jeder Schritt scheint ihr Schmerzen zu bereiten. Unsere Unterhaltung bleibt zunächst erstmal bei allgemeinen Themen. Erst als wir diese ausgiebig diskutiert haben, wobei Irmtraut häufiger lacht, kommt sie auf ihre Beschwerden zu sprechen.

Irmtraut: Ich nehme jetzt auch den Rollwagen im Haus.

PV: Ja – ich habe gesehen – Du gehst ganz schwer.

Irmtraut: Die Schmerzen sind so schlimm geworden. Jetzt in der linken Hüfte. Rechts habe ich ja vor ein paar Jahren eine neue bekommen – weißt Du ja. Aber jetzt ist es auch links. Wenn ich vom Sitzen aufstehe, ist es ganz schlimm. *(Steht auf und macht es vor. Dabei stöhnt sie leise)* Wenn ich dann ingange bin, wird es etwas besser. Das Schlimme: die Schmerzmedikamente helfen alle nicht mehr. Ich habe schon sonstwas verschrieben bekommen, aber das nutzt alles nicht. Ob ich die nehme oder nicht – ich merke keinen Unterschied. Und Morphium vertrage ich nicht. Da wird mir so übel von – das halte ich nicht aus.

PV: Naja – wenn Du die Schmerzen gegen Übelkeit eintauscht, ist ja auch nichts gewonnen.

Irmtraut: Eben. Ich nehme jetzt den anderen Kram, irgendetwas muss man ja tun...

PV: Und eine neue Hüfte?

Irmtraut: Ja sicher. Aber so schnell geht das auch nicht. Ich muss ja auch erst zusehen, dass ich meinen Mann versorgt kriege. *(Irmtrauts Mann ist erblindet und auf ihre Hilfe angewiesen).* Und Ellengard kann ich auch nicht allein lassen. *(Ihre demente Schwägerin wird ebenfalls von ihr betreut).*

PV: Na – vielleicht finde ich etwas, was Dir hilft.

Irmtraut: Ach das wäre ja schön. *(strahlt)* Wenn es wenigstens ein bisschen besser würde...

PV: Was machst Du, wenn die Schmerzen so richtig schlimm sind?

Irmtraut: Na, ich stöhne schon mal.

PV: Ein bisschen hilft das ja auch.

Irmtraut: Eben. Aber die Schmerzen....

PV: Was ist denn das Schlimmste an den Schmerzen?

Irmtraut: Dass ich so gar nichts machen kann. Du kennst mich doch. Eigentlich bin ich doch immer ingange. Auch mit Herrmann und Ellengard und so. Ich mach das doch auch alles gern. Aber jetzt immer diese Schmerzen... *(Irmtraut hat plötzlich Tränen in den Augen).* Das ist so... *(stöhnt leise).*

PV: Oh Mann – ja, das verstehe ich. Das ist wirklich schwer. – Schmerzen verändern einen Menschen. Wie bist Du verändert, wenn Du solche Schmerzen hast?

Irmtraut: Also ich werde schon mal aufbrausend. Doch ja. Wenn mein Mann z.B. sein Hörgerät nicht trägt und dann aber mosert, wenn ich ihn schlecht verstehe. Oder wenn Ellengard morgens rumtrödelt, und der Kakao kalt wird, den ich ihr gemacht habe. Ich stehe dann rum und kann gar nichts machen. Das regt mich auf. Dann schimpfe ich auch.

PV: Das hätte ich jetzt gar nicht gedacht. Du lachst doch schnell mal.

Irmtraut: Ja stimmt. Lachen ist das Wichtigste. Ich denke auch immer – irgendwie muss es doch besser werden. Aber eine Operation will ich erst, wenn das mit meinem Mann und Ellengard geregelt ist. Vorher habe ich da keine Ruhe.

Irmtraut erhält .... C30, aufgelöst 3x1 TL im Abstand von 15 Min.

Anruf drei Tage später

PV: Na – wie sieht es aus?

Irmtraut: Also die Schmerzen waren am ersten Tag auf jeden Fall besser. Und jetzt auch noch. Es piekt nicht mehr so doll da drin. Und auch sonst – irgendwie geht es mir gut.

Verordnung: ....C30, 10x schütteln, 1TL 1xtgl.

BEARBEITUNG

Spontanbesuch bei Nachbarin Irmtraut, 73 Jahre alt. Wir haben uns wegen der Coronamaßnahmen länger nicht gesehen. Mir fällt gleich auf, wie schlecht sie geht, als sie ein paar Teetassen holt. Jeder Schritt scheint ihr Schmerzen zu bereiten. Unsere Unterhaltung bleibt zunächst erstmal bei allgemeinen Themen. Erst als wir

diese ausgiebig diskutiert haben, wobei Irmtraut häufiger lacht, kommt sie auf ihre
Beschwerden zu sprechen.

Gemüt - Lachen – leicht

Gemüt - Sprechen - langsam; lernt

> **Begründung:** Irmtraut braucht eine längere „Warmlaufphase", bevor sie über ihr
> Problem sprechen kann.

Irmtraut: Ich nehme jetzt auch den Rollwagen im Haus.

PV: Ja – ich habe gesehen – Du gehst ganz schwer.

Irmtraut: Die Schmerzen sind so schlimm geworden. Jetzt in der linken Hüfte.
Rechts habe ich ja vor ein paar Jahren eine neue bekommen – weißt Du ja. Aber
jetzt ist es auch links. Wenn ich vom Sitzen aufstehe, ist es ganz schlimm. (*Steht*
auf und macht es vor. Dabei stöhnt sie leise)

Gemüt - Stöhnen - Schmerzen, durch

Wenn ich dann ingange bin wird es etwas besser. Das Schlimme: die Schmerzmedikamente helfen alle nicht mehr. Ich habe schon sonstwas verschrieben bekommen, aber das nutzt alles nicht. Ob ich die nehme oder nicht – ich merke keinen
Unterschied. Und Morphium vertrage ich nicht. Da wird mir so übel von – das halte
ich nicht aus.

PV: Naja – wenn Du die Schmerzen gegen Übelkeit eintauscht, ist ja auch nichts
gewonnen.

Irmtraut: Eben. Ich nehme jetzt den anderen Kram, irgendetwas muss man ja tun...

Gemüt - Gedanken - zwingend, nötigen ihn, etwas zu tun

> **Begründung:** Irmtraut nimmt die Schmerzmedikamente obwohl sie ihr nicht hel-
> fen. Ihre Gedanken zwingen sie dazu.

PV: Und eine neue Hüfte?

Irmtraut: Ja sicher. Aber so schnell geht das auch nicht. Ich muss ja auch erst zusehen, dass ich meinen Mann versorgt kriege. (*Irmtrauts Mann ist erblindet und auf*

ihre Hilfe angewiesen). Und Ellengard kann ich auch nicht allein lassen. *(Ihre demente Schwägerin wird ebenfalls von ihr betreut).*

Gemüt - RUHE, allgemein - kann, nicht ausruhen, bevor die Dinge nicht am richtigen Platz sind (M)

Begründung: Die Patientin muss erst all ihre Aufgaben abgeschlossen haben, bevor sie genügend Ruhe findet, ihre eigenen Beschwerden behandeln zu lassen.

PV: Na – vielleicht finde ich etwas, was Dir hilft.

Irmtraut: Ach das wäre ja schön. *(strahlt)* Wenn es wenigstens ein bisschen besser würde...

Gemüt - Licht - Verlangen nach

Begründung: Irmtraut möchte es leichter haben.

PV: Was machst Du, wenn die Schmerzen so richtig schlimm sind?
Irmtraut: Na ich stöhne schon mal.
Gemüt - Stöhnen - Schmerzen, durch

PV: Ein bisschen hilft das ja auch.

Irmtraut: Eben. Aber die Schmerzen....

PV: Was ist denn das Schlimmste an den Schmerzen?

Irmtraut: Dass ich so gar nichts machen kann. Du kennst mich doch. Eigentlich bin ich doch immer ingange. Auch mit Herrmann und Ellengard und so. Ich mach das doch auch alles gern.
Gemüt - Aktivität - Verlangen nach

Aber jetzt immer diese Schmerzen... *(Irmtraut hat plötzlich Tränen in den Augen).* Das ist so... *(stöhnt leise).*
Gemüt - Stöhnen - Schmerzen, durch

PV: Oh Mann – ja, das verstehe ich. Das ist wirklich schwer. – Schmerzen verändern einen Menschen. Wie bist Du verändert, wenn Du solche Schmerzen hast?

Irmtraut: Also ich werde schon mal aufbrausend. Doch ja. Wenn mein Mann z.B. sein Hörgerät nicht trägt und dann aber mosert, wenn ich ihn schlecht verstehe. Oder wenn Ellengard morgens rumtrödelt und der Kakao kalt wird, den ich ihr gemacht habe. Ich stehe dann rum und kann gar nichts machen. Das regt mich auf. Dann schimpfe ich auch.

Gemüt - Ungerechtigkeit; erträgt keine
Gemüt - Reizbarkeit, Gereiztheit - Untätigkeit, Müßiggang; bei

PV: Das hätte ich jetzt gar nicht gedacht. Du lachst doch schnell mal.

Irmtraut: Ja stimmt. Lachen ist das Wichtigste.

Gemüt - Lachen – leicht

Ich denke auch immer – irgendwie muss es doch besser werden. Aber eine Operation will ich erst, wenn das mit meinem Mann und Ellengard geregelt ist. Vorher habe ich da keine Ruhe.

Gemüt - RUHE, allgemein - kann, nicht ausruhen, bevor die Dinge nicht am richtigen Platz sind (M)

Begründung: Die Patientin muss erst all ihre Aufgaben abgeschlossen haben, bevor sie genügend Ruhe findet, ihre eigenen Beschwerden behandeln zu lassen.

*Irmtraut erhält **Calcium carbonicum C30**, aufgelöst 3x1 TL im Abstand von 15 Min.*

Anruf drei Tage später

PV: Na – wie sieht es aus?

Irmtraut: Also die Schmerzen waren am ersten Tag auf jeden Fall besser. Und jetzt auch noch. Es piekt nicht mehr so doll da drin. Und auch sonst – irgendwie geht es mir gut.

*Verordnung: **Calcium carbonicum C30**, 10x schütteln, 1TL 1xtgl.*

Rubriken

- Gemüt - Aktivität - Verlangen nach
- Gemüt - Gedanken - zwingend, nötigen ihn, etwas zu tun
- Gemüt - Lachen - leicht
- Gemüt - Licht - Verlangen nach
- Gemüt - Reizbarkeit, Gereiztheit - Untätigkeit, Müßiggang; bei
- Gemüt - RUHE, allgemein - kann, nicht ausruhen, bevor die Dinge nicht am richtigen Platz sind (M)
- Gemüt - Sprechen - langsam; lernt
- Gemüt - Stöhnen - Schmerzen, durch
- Gemüt - Traurigkeit - Untätigkeit, Müßiggang; bei

Hin und Her

Die Patientin, 54 Jahre alt, ist mit ihren beiden Kindern, einem Hund und zwei Katzen vor etwa drei Monaten ausgewandert. Sie verfügt über eine gut ausgestattete homöopathische Hausapotheke. In einer Mail erfahre ich, dass sie zwei weitere Hunde für die Töchter gekauft hat.

Dann erhalte ich folgende Mail: „Ich habe seit gut einer Woche sehr trockene Lippen, so dass ich jetzt doch ein Globuli von Ihnen hätte. Seit gestern ist die Unterlippe brennend, am Übergang von Lippe zu Haut rot, trocken, rau, rissig, manchmal ist das so, bevor eine Herpesblase erscheint. Es geht in Richtung Mundwinkel.(....)"

Sie erhält zeitnah einen Telefontermin.

Frau K.: Hallo Frau Vetter, schön, dass Sie so schnell Zeit für mich haben.

PV: Naja – ich bin auch ein bisschen neugierig auf Ihre Auslandserfahrungen. Aber erstmal zu Ihren Beschwerden.

Frau K.: Also meine Lippen sind ganz trocken und rissig. Das tut richtig weh und brennt. Da hängen auch ein paar kleine Hautzippel. Das ist ziemlich schmerzhaft.

PV: Seit wann geht das so?

Frau K.: So etwa seit einer Woche. Gestern war es ganz schlimm. Da habe ich dann gemailt.

PV: Seit einer Woche – was ging denn diesen Beschwerden voraus?

Frau K.: Eigentlich nur die Sache mit den Hunden.

PV: Ach ja – Sie haben sich ja noch zwei Welpen gekauft. Vielen Dank noch für die Fotos, die Sie mir zugemailt haben. Sehen wirklich süß aus, die Zwei.

Frau K.: Ja, mhm....ach. Die sind ja auch süß. Aber seit sie bei uns sind, gibt es nur noch Streitereien. Die Kinder wollten die Hunde ja unbedingt haben, aber jetzt – es gibt nur Unruhe und Nervkram. Wer geht mit ihnen raus, macht den Dreck weg, füttert und all sowas.........
Dazu kommt, dass unsere Conny *(der große, schon etwas ältere Border Collie)* so aggressiv auf die Kleinen reagiert. Ewig gibt es ein Gebelle und Gejage in der Stube. Jedenfalls mussten wir uns fragen, ob das alles so geht mit allen Tieren und dem neuen Zuhause.

PV: Das stelle ich mir auch ziemlich schwierig vor.

Frau K.: Naja. *(seufzt)* Ich habe dann beschlossen, sie wieder zu verkaufen. *(seufzt)*

PV: Kein leichter Entschluss.

Frau K.: Ich habe schon mit den Hunden im Auto gesessen. Wir waren schon eine halbe Stunde unterwegs. Dann bin ich plötzlich umgekehrt. Ich kann das nicht. Es wäre so unfair den Welpen gegenüber. Erst holen wir sie zu uns, und dann schieben wir sie einfach weiter. Das kann ich nicht.

PV: Ja, das ist nicht leicht mit Tieren.

Frau K.: Ja und dann ging das los mit den Lippen. Das ist schon ziemlich schmerz-haft.
Mit den Hunden – das war in der letzten Zeit ein ewiges Hin und Her. Jetzt behal-ten wir sie ja doch. Ich habe da einfach ein zu schlechtes Gewissen. Das hätten wir uns besser vorher überlegen sollen. *(seufzt)* Aber ob das nun richtig ist...
Ich bin immer noch hin- und hergerissen.

PV: Sie haben ja einen so großen Draht zu Tieren.

Frau K.: Ja. Aber die Kinder sind ja auch da und wollen dies und jenes. Das ist nicht so einfach immer allen gerecht zu werden. Eigentlich habe ich dauernd das Gefühl, dass ich mich nicht genug kümmer, dass es nie ganz reicht. *(seufzt)*

PV: Bitte schauen Sie in Ihrer Hausapotheke nach, ob Sie .... C30 da haben.

Die Patientin nimmt .... C30 aufgelöst, 1 TL kurz nach dem Gespräch ein.

Schon am nächsten Tag erhalte ich eine Mail:

Hallo Frau Vetter,

ich habe............... gestern genommen. Fast zeitgleich mit der Einnahme ist in der Mitte der Lippe (außen, wo die Stellen sind) auf der Lippenoberfläche eine Blase gekommen. Diese ist unter der Haut, (noch) nicht wie bei Herpes eine nach außen geöffnete Blase. Das brennende, trockene, rissige Gefühl hat fast unmittelbar aufgehört. Die Blase ist jetzt immer noch einfach da und juckt ein bisschen, sodass man drüber streichen möchte.
Und ich musste gegen 3.20 Uhr zur Toilette.
Von heute Morgen bis jetzt habe ich entgegen der sonstigen Gewohnheiten mit Durst gut einen Liter Mineralwasser getrunken.
Soll ich das Mittel heute noch weiter nehmen? Oder ist es jetzt ein anderes mit Auftreten dieser Blase?

Verordnung: abwarten

Die Patientin, 54 Jahre alt, ist mit ihren beiden Kindern, einem Hund und zwei Katzen vor etwa drei Monaten ausgewandert. Sie verfügt über eine gut ausgestattete homöopathische Hausapotheke. In einer Mail erfahre ich, dass sie zwei weitere Hunde für die Töchter gekauft hat.

Dann erhalte ich folgende Mail: „Ich habe seit gut einer Woche sehr trockene Lippen, so dass ich jetzt doch ein Globuli von Ihnen hätte. Seit gestern ist die Unterlippe brennend, am Übergang von Lippe zu Haut rot, trocken, rau, rissig, manchmal ist das so, bevor eine Herpesblase erscheint. Es geht in Richtung Mundwinkel.(....)"

Sie erhält zeitnah einen Telefontermin.

Frau K.: Hallo Frau Vetter, schön, dass Sie so schnell Zeit für mich haben.

PV: Naja – ich bin auch ein bisschen neugierig auf Ihre Auslandserfahrungen. Aber erstmal zu Ihren Beschwerden.

Frau K.: Also meine Lippen sind ganz trocken und rissig. Das tut richtig weh und brennt. Da hängen auch ein paar kleine Hautzippel. Das ist ziemlich schmerzhaft.

PV: Seit wann geht das so?

Frau K.: So etwa seit einer Woche. Gestern war es ganz schlimm. Da habe ich dann gemailt.

PV: Seit einer Woche – was ging denn diesen Beschwerden voraus?

Frau K.: Eigentlich nur die Sache mit den Hunden.

PV: Ach ja – Sie haben sich ja noch zwei Welpen gekauft. Vielen Dank noch für die Fotos, die Sie mir zugemailt haben. Sehen wirklich süß aus, die Zwei.

Frau K.: Ja, mhm....ach. Die sind ja auch süß. Aber seit sie bei uns sind, gibt es nur noch Streitereien. Die Kinder wollten die Hunde ja unbedingt haben, aber jetzt – es gibt nur Unruhe und Nervkram. Wer geht mit ihnen raus, macht den Dreck weg, füttert und all sowas.........

Gemüt - Beschwerden durch - Streit, Streitigkeiten

Dazu kommt, dass unsere Conny *(der große, schon etwas ältere Border Collie)* so aggressiv auf die Kleinen reagiert. Ewig gibt es ein Gebelle und Gejage in der Stube. Jedenfalls mussten wir uns fragen, ob das alles so geht mit allen Tieren und dem neuen Zuhause.

Gemüt - Beschwerden durch - Streit, Streitigkeiten

PV: Das stelle ich mir auch ziemlich schwierig vor.

Frau K.: Naja. *(seufzt)* Ich habe dann beschlossen, sie wieder zu verkaufen. *(seufzt)*
Gemüt - Seufzen

PV: Kein leichter Entschluss.

Frau K.: Ich habe schon mit den Hunden im Auto gesessen. Wir waren schon eine halbe Stunde unterwegs. Dann bin ich plötzlich umgekehrt. Ich kann das nicht. Es wäre so unfair den Welpen gegen über. Erst holen wir sie zu uns, und dann schieben wir sie einfach weiter. Das kann ich nicht.
Gemüt - Mitgefühl, Mitleid - Tieren, mit
Gemüt - Wahnideen - Unrecht - begangen zu haben; Unrecht

Begründung: Frau K. hat das Gefühl, einen Fehler gemacht zu haben

Gemüt - Verantwortung - ernst; nimmt seine Verantwortung zu
Gemüt - Sorgen; voller - andere, um

PV: Ja das ist nicht leicht mit Tieren.

Frau K.: Ja und dann ging das los mit den Lippen. Das ist schon ziemlich schmerzhaft.
Mit den Hunden – das war in der letzten Zeit ein ewiges Hin und Her. Jetzt behalten wir sie ja doch. Ich habe da einfach ein zu schlechtes Gewissen. Das hätten wir uns besser vorher überlegen sollen. *(seufzt)* Aber ob das nun richtig ist...
Ich bin immer noch hin- und hergerissen.
Gemüt - Seufzen
Gemüt - Angst - Gewissensangst

Gemüt - Verantwortung - ernst; nimmt seine Verantwortung zu
Gemüt - Unentschlossenheit, Schwierigkeit, Entscheidungen zu treffen

PV: Sie haben ja einen so großen Draht zu Tieren.

Frau K.: Ja. Aber die Kinder sind ja auch da und wollen dies und jenes. Das ist nicht so einfach immer allen gerecht zu werden. Eigentlich habe ich dauernd das Gefühl, dass ich mich nicht genug kümmer, dass es nie ganz reicht. *(seufzt)*
Gemüt - Seufzen
Gemüt - Tadelt sich selbst, macht sich Vorwürfe
Gemüt - Verantwortung - ernst; nimmt seine Verantwortung zu
Gemüt - Sorgen; voller - andere, um

*PV: Bitte schauen Sie in Ihrer Hausapotheke nach, ob Sie **Ignatia C30** da haben.*

*Die Patientin nimmt **Ignatia C30** aufgelöst, 1 TL kurz nach dem Gespräch ein.*

Schon am nächsten Tag erhalte ich eine Mail:

„Hallo Frau Vetter,

ich habe Ignatia gestern genommen. Fast zeitgleich mit der Einnahme ist in der Mitte der Lippe (außen, wo die Stellen sind) auf der Lippenoberfläche eine Blase gekommen. Diese ist unter der Haut, (noch) nicht wie bei Herpes eine nach außen geöffnete Blase. Das brennende, trockene, rissige Gefühl hat fast unmittelbar aufgehört. Die Blase ist jetzt immer noch einfach da und juckt ein bisschen, sodass man drüber streichen möchte.
Und ich musste gegen 3.20 Uhr zur Toilette.
Von heute Morgen bis jetzt habe ich entgegen der sonstigen Gewohnheiten mit Durst gut einen Liter Mineralwasser getrunken.
Soll ich das Mittel heute noch weiter nehmen? Oder ist es jetzt ein anderes mit Auftreten dieser Blase?"

Verordnung: abwarten

Rubriken

- Gemüt - Angst - Gewissensangst
- Gemüt - Beschwerden durch - Streit, Streitigkeiten
- Gemüt - Mitgefühl, Mitleid - Tieren, mit
- Gemüt - Seufzen
- Gemüt - Sorgen; voller - andere, um
- Gemüt - Tadelt sich selbst, macht sich Vorwürfe
- Gemüt - Unentschlossenheit, Schwierigkeit, Entscheidungen zu treffen
- Gemüt - Verantwortung - ernst; nimmt seine Verantwortung zu
- Gemüt - Wahnideen - Unrecht - begangen zu haben; Unrecht

Ich werde noch verrückt!

Drei Wochen später bittet Frau K. per Mail um einen möglichst kurzfristigen Tele-
fontermin und erhält ihn. Sie spricht schnell und aufgeregt.

Frau K.: Danke, dass Sie so schnell Zeit für mich haben – ich werde noch verrückt!

PV: Was ist los?

Frau K.:
Ich habe so ein Kitzel im rechten Ohr, so als ob da ein Haar drin wäre. Das macht
mich völlig fertig. Das letzte Mittel (Ignatia) hat so gut geholfen – da dachte ich,
Sie haben vielleicht auch schnell etwas gegen dieses Kitzeln.

PV: Mhm. Das könnte nochmal Ignatia sein.

Frau K.: Bloß nicht! Davon habe ich doch diese Pickel gekriegt – nee – bloß nicht
wieder Ignatia.

40

PV: Gut. Dann schauen wir uns das mal genauer an.

Frau K.: Ich habe schon alles Mögliche gemacht. Mit Wattestäbchen `rumgepult, Wärmflasche, kalter, nasser Lappen, Musik... aber ich kann nicht mehr dran vorbeidenken – das macht mich verrückt!

PV: Ist das neu?

Frau K.: Nein – das habe ich immer mal. Aber das ging dann auch immer wieder weg. Aber jetzt ist es durchgehend und nichts hilft.

PV: Welches Gefühl ist dabei das Unangenehmste?

Frau K. *(denkt länger nach):* Dass so gar nichts hilft. Ich kann überhaupt nichts machen.

PV: Was machen Sie denn jetzt gerade, sitzen Sie?

Frau K.: Nein. Das kann ich gar nicht. Ich gehe hin und her.

PV: Ach so – Sie müssen sich bewegen?

Frau K.: Ja, aber das hilft auch nicht wirklich.

PV: Gibt es denn überhaupt irgendetwas, das ein bisschen hilft?

Frau K. *(denkt länger nach):* Naja – wenn die Kinder hier herumtoben, oder ich mich um die Hunde kümmern muss, dann bin ich etwas abgelenkt, dann ist es vielleicht nicht ganz so schlimm. Aber das hält nicht an.
Ich kann mich auch ganz schlecht konzentrieren. Habe noch so einigen Papierkram zu erledigen – aber das ist zwecklos.

PV: Und wann ist es besonders schlimm?

Frau K.: Wenn ich dran denke, also jetzt. Oh – Mann – ich will es einfach nur weg haben!

PV: Ich denke, ich habe das Mittel – kein Ignatia.

Frau K.: Gut! Sie kriegen meinen Erstgeborenen dafür!

Die Patientin nimmt…………………………., aufgelöst, 1 TL.

Telefonat drei Tage später

Frau K.: Also – es ist weg! Ich wollte mich eigentlich schon früher melden, aber ich hatte Angst, dass es dann wieder kommt.

PV: Ja – das kenne ich. Bloß nichts beschreien…

BEARBEITUNG

Drei Wochen später bittet Frau K. per Mail um einen möglichst kurzfristigen Telefontermin und erhält ihn. Sie spricht schnell und aufgeregt.

Frau K.: Danke, dass Sie so schnell Zeit für mich haben – ich werde noch verrückt!
Gemüt - Wahnideen - geisteskrank - werden; geisteskrank zu

PV: Was ist los?

Frau K.: Ich habe so ein Kitzel im rechten Ohr, so als ob da ein Haar drin wäre. Das macht mich völlig fertig. Das letzte Mittel (Ignatia) hat so gut geholfen – da dachte ich, Sie haben vielleicht auch schnell etwas gegen dieses Kitzeln.
Gemüt - Getragen - Verlangen getragen zu werden – schnell

> **Begründung:** Die Patientin möchte möglichst schnell aus dieser unangenehmen Situation heraus befördert werden.

PV: Mhm. Das könnte nochmal Ignatia sein.

Frau K.: Bloß nicht! Davon habe ich doch diese Pickel gekriegt – nee – bloß nicht wieder Ignatia.
Gemüt - VERWEIGERT - Medizin, einzunehmen (M)

PV: Gut. Dann schauen wir uns das mal genauer an.

Frau K.: Ich habe schon alles Mögliche gemacht. Mit Wattestäbchen `rumgepult, Wärmflasche, kalter, nasser Lappen, Musik... aber ich kann nicht mehr dran vorbeidenken – das macht mich verrückt!
Gemüt - Wahnideen - geisteskrank - werden; geisteskrank zu

PV: Ist das neu?

Frau K.: Nein – das habe ich immer mal. Aber das ging dann auch immer wieder weg. Aber jetzt ist es durchgehend und nichts hilft.

PV: Welches Gefühl ist dabei das Unangenehmste?

Frau K.: *(denkt länger nach):*
Gemüt - Antworten - langsam

Dass so gar nichts hilft. Ich kann überhaupt nichts machen.
Gemüt - Hilflosigkeit; Gefühl der

PV: Was machen Sie denn jetzt gerade, sitzen Sie?

Frau K.: Nein. Das kann ich gar nicht. Ich gehe hin und her.

PV: Ach so – Sie müssen sich bewegen?

Frau K.: Ja, aber das hilft auch nicht wirklich.
Gemüt - Ruhelosigkeit - bewegen - muß sich ständig

PV: Gibt es denn überhaupt irgendetwas, das ein bisschen hilft?

Frau K.: *(denkt länger nach):*
Gemüt - Antworten - langsam

Naja – wenn die Kinder hier herumtoben, oder ich mich um die Hunde kümmern muss, dann bin ich etwas abgelenkt, dann ist es vielleicht nicht ganz so schlimm. Aber das hält nicht an.
Ich kann mich auch ganz schlecht konzentrieren.
Gemüt - Konzentration - schwierig

Habe noch so einigen Papierkram zu erledigen – aber das ist zwecklos.

PV: Und wann ist es besonders schlimm?

Frau K.: Wenn ich dran denke, also jetzt.
Gemüt - Denken - Beschwerden - agg.; Denken an seine Beschwerden

Oh – Mann – ich will es einfach nur weg haben!
Gemüt - Töten, Verlangen zu

Begründung: Isabel P. möchte das Problem ein für alle mal aus der Welt haben.

PV: Ich denke, ich habe das Mittel – kein Ignatia.

Frau K.: Gut! Sie kriegen meinen Erstgeborenen dafür!

Die Patientin nimmt **Arsenicum album D12**, aufgelöst, 1 TL.

Telefonat drei Tage später

Frau K.: Also – es ist weg! Ich wollte mich eigentlich schon früher melden, aber ich hatte Angst, dass es dann wiederkommt.
Gemüt - Furcht - eingebildeten - Dingen; vor eingebildeten
PV: Ja – das kenne ich. Bloß nichts beschreien...

Rubriken

- **Gemüt - Antworten - langsam**
- **Gemüt - Beschäftigung - amel.**
- **Gemüt - Denken - Beschwerden - agg.; Denken an seine Beschwerden**
- **Gemüt - Furcht - eingebildeten - Dingen; vor eingebildeten**
- **Gemüt - Getragen - Verlangen getragen zu werden - schnell**
- **Gemüt - Hilflosigkeit; Gefühl der**
- **Gemüt - Konzentration - schwierig**
- **Gemüt - Ruhelosigkeit - bewegen - muß sich ständig**
- **Gemüt - Töten, Verlangen zu**
- **Gemüt - VERWEIGERT - Medizin, einzunehmen (M)**
- **Gemüt - Wahnideen - geisteskrank - werden; geisteskrank zu**

Ich will es selber schaffen

Nach längerer Zeit meldet sich Frau N., 85 Jahre, telefonisch wieder bei mir.

Frau N: Hallo Frau Vetter. Ich bin wieder da.

PV: Oh – wo waren Sie denn?

Frau N: Im Krankenhaus. Ich bin an der Wirbelsäule operiert worden. Der Nerv war ganz platt gedrückt. Das ging nicht mehr anders. War alles ziemlich schwierig.

Ich war dann anschließend auch noch zur Reha, und jetzt geht es so einigermaßen. Aber das rechte Bein ist noch ziemlich taub, und ich dachte, ich könnte mir bei Ihnen noch Unterstützung holen.

PV: Können Sie in die Praxis kommen? (Frau N. wohnt im selben Ort, etwa einen km entfernt.)

Frau N: Ja – ich glaube schon. Ich werde es versuchen. Kurze Strecken bin ich schon mal gefahren.

Wir verabreden einen Termin.
Als Frau N. die kleine Treppe zu meiner Praxis heraufkommt, gehe ich ihr entgegen.

PV: Schaffen Sie es allein, oder wollen Sie meinen Arm nehmen?

Frau N: Ach lassen Sie mal. Ist immer besser, wenn man sich selbst helfen kann.

Frau N. bringt die fünf Stufen schnell hinter sich, nimmt Platz und lächelt.

PV: Dann erzählen Sie mal.

Frau N: Ja, die Operation. Da ist viel schief gelaufen. Das war wohl schwerer als gedacht. Der Nerv war völlig platt. Die Nervenhaut wurde beschädigt, und dann ist Nervenwasser ausgelaufen. Ich musste auch noch nachoperiert werden – aber da weiß ich nichts von. Ich war wieder völlig am Ende. *(lächelt)* Die haben mich dann Hals über Kopf in die Reha geschickt. Da haben sie mich aber gut wieder aufgebaut. Danach noch in die Tagesreha. Ja – und jetzt bin ich wieder hier. *(lächelt)*

PV: Schön, dass Sie wieder hier sind. Was sind denn z.Z. Ihre Beschwerden?

Frau N: Also das rechte Bein – da ist so eine Taubheit von ganz hinten her. Das Linke auch ein bisschen, aber das ist nicht so schlimm. Nach der Operation habe ich natürlich auch noch Schmerzen. Gestern habe ich mal versucht, ohne Tabletten auszukommen. Aber das ging nicht. Die 1000er brauche ich schon...*(lächelt)*

Die Operation hat den ganz dollen Schmerz weggemacht. Der Kanal war platt wie ein Pfannkuchen, alles war hart und fest. Das war ziemlich schwierig, hat der Chirurg gesagt. Na besser so, als wenn alles zerbröselt.*(lächelt)*
Ich möchte, dass das angestubst wird – dass die Nerven heilen. Ich möchte da Unterstützung.

PV: Ja.

Frau N: Die Knie machen auch Probleme, aber das ist schon lange. Ich habe nur keine Lust auf eine Operation. *(lächelt)*

PV: Das ist ja auch kein Wunder.

Frau N: Ich habe auch noch Wasser in den Beinen nach der Operation. Die Lymphdrainagen war gut. Jetzt muss ich so Kniestrümpfe tragen. Aber die kann ich mir nicht selbst anziehen – da bleiben meine Finger stehen. Aber das ist nicht ganz so wichtig – das habe ich immer noch im Griff. *(lächelt)*

PV: Was ist das Hauptproblem von Ihren Beschwerden?

Frau N: Die Knie und der Ischiasnerv. Weil ich mich nicht so bewegen kann. Ich bin auch noch manchmal so gedämpft im Kopf. Von dem Morphium. Das ist inzwischen abgesetzt.
Aber der Schmerz kann sich festsetzen – das will ich auch nicht – da nehme ich das Novalgin® in Kauf. Sonst wird auch noch der Rücken schwach, und ich möchte mich doch bewegen! *(lächelt)*
Ich habe noch 36x Physiotherapie verschrieben bekommen, und ich mache auch zuhause was. Der Bauch hat sich schon gekräftigt. Ich rolle die Füße auf `nem Ball und sowas. Das mache ich alles.
Die Hauptsache sind die Schmerzen in den Knien und im Rücken. *(lächelt)*

PV: Was machen Sie denn, wenn es so ganz schlimm ist?

Frau N: Ich beiße die Zähne zusammen, verkrampfe wohl auch. Ich versuche dagegen anzugehen. Ich will unbedingt meine Selbstständigkeit behalten. *(lächelt)*

PV: Ist das das wichtigste Thema?

Frau N: Ja. Meine Selbständigkeit ist mir sehr, sehr wichtig. Ich sage den Nerven auch oft: Nun heilt man! *(lächelt)*

Frau N. erhält .... C30.

Follow-up eine Woche später

Frau N: Am nächsten Tag war der Knieschmerz weg! Kann das sein? Oder bilde ich mir das ein? Der Schmerz kam dann im Laufe des Tages wieder, aber er ist insgesamt weniger geworden. Gestern und heute habe ich keine Schmerztabletten genommen. Nur eine zur Nacht.

PV: Was macht das Taubheitsgefühl?

Frau N: Das ist ungefähr gleich geblieben. Der Ischiasnerv meldet sich ab und zu, so im Oberschenkel, aber das ist kein richtiger Schmerz mehr.

P: Und die Finger?

Frau N: Darauf habe ich nicht geachtet. (lächelt)

Verordnung: *......................C30, 5x schütteln 1 TL direkt aus der Flasche bei Bedarf*

BEARBEITUNG

Nach längerer Zeit meldet sich Frau N., 85 Jahre, telefonisch wieder bei mir.

Frau N: Hallo Frau Vetter. Ich bin wieder da.

PV: Oh – wo waren Sie denn?

Frau N: Im Krankenhaus. Ich bin an der Wirbelsäule operiert worden. Der Nerv war ganz platt gedrückt. Das ging nicht mehr anders. War alles ziemlich schwierig.
Ich war dann anschließend auch noch zur Reha, und jetzt geht es so einigermaßen. Aber das rechte Bein ist noch ziemlich taub, und ich dachte, ich könnte mir bei Ihnen noch Unterstützung holen.
Gemüt - SELBSTVERTRAUEN, Selbstwertgefühl, Mangel an - Unterstützung, möchte viel (M)

PV: Können Sie in die Praxis kommen? (Frau N. wohnt im selben Ort, etwa einen km entfernt)

Frau N: Ja – ich glaube schon. Ich werde es versuchen. Kurze Strecken bin ich schon mal gefahren.

Wir verabreden einen Termin.
Als Frau N. die kleine Treppe zu meiner Praxis heraufkommt, gehe ich ihr entgegen.

PV: Schaffen Sie es allein, oder wollen Sie meinen Arm nehmen?
Frau N: Ach lassen Sie mal. Ist immer besser, wenn man sich selbst helfen kann.
Gemüt - Ichbezogenheit, Selbstüberhebung

Begründung: Für Frau N. steht die Selbstständigkeit ihrer Person an erster Stelle.

Frau N. bringt die fünf Stufen schnell hinter sich, nimmt Platz und lächelt.

PV: Dann erzählen Sie mal.

Frau N: Ja, die Operation. Da ist viel schief gelaufen. Das war wohl schwerer als gedacht. Der Nerv war völlig platt. Die Nervenhaut wurde beschädigt, und dann ist Nervenwasser ausgelaufen. Ich musste auch noch nachoperiert werden – aber da weiß ich nichts von. Ich war wieder völlig am Ende. *(lächelt)* Die haben mich dann Hals über Kopf in die Reha geschickt. Da haben sie mich aber gut wieder aufgebaut. Danach noch in die Tagesreha. Ja – und jetzt bin ich wieder hier. *(lächelt)*
Gemüt - Lächeln - unwillkürlich

PV: Schön, dass Sie wieder hier sind. Was sind denn z.Z. Ihre Beschwerden?
Frau N: Also das rechte Bein – da ist so eine Taubheit von ganz hinten her.
Das Linke auch ein bisschen, aber das ist nicht so schlimm. Nach der Operation habe ich natürlich auch noch Schmerzen. Gestern habe ich mal versucht, ohne Tabletten auszukommen. Aber das ging nicht. Die 1000er brauche ich schon...*(lächelt)*
Die Operation hat den ganz dollen Schmerz weggemacht. Der Kanal war platt wie ein Pfannkuchen, alles war hart und fest. Das war ziemlich schwierig, hat der Chirurg gesagt. Na besser so, als wenn alles zerbröselt.*(lächelt)*

Ich möchte, dass das angestubst wird – dass die Nerven heilen. Ich möchte da Unterstützung.
Gemüt - Lächeln - unwillkürlich
Gemüt - SELBSTVERTRAUEN, Selbstwertgefühl, Mangel an - Unterstützung, möchte viel (M)

PV: Ja.

Frau N: Die Knie machen auch Probleme, aber das ist schon lange. Ich habe nur keine Lust auf eine Operation. *(lächelt)*
Gemüt - Lächeln - unwillkürlich

PV: Das ist ja auch kein Wunder.

Frau N: Ich habe auch noch Wasser in den Beinen nach der Operation. Die Lymphdrainagen war gut. Jetzt muss ich so Kniestrümpfe tragen. Aber die kann ich mir nicht selbst anziehen – da bleiben meine Finger stehen. Aber das ist nicht ganz so wichtig – das habe ich immer noch im Griff. *(lächelt)*

Gemüt - Lächeln - unwillkürlich

PV: Was ist das Hauptproblem von Ihren Beschwerden?

Frau N: Die Knie und der Ischiasnerv. Weil ich mich nicht so bewegen kann. Ich bin auch noch manchmal so gedämpft im Kopf. Von dem Morphium. Das ist inzwischen abgesetzt.
Aber der Schmerz kann sich festsetzen – das will ich auch nicht – da nehme ich das Novalgin® in Kauf.
Gemüt - Wahnideen - Verletzung - werden; würde gleich verletzt

---

Begründung: Die Patientin nimmt an, dass sich der Schmerz festsetzt, sie also eine dauerhafte Beschädigung erfährt, wenn sie nicht mit Schmerzmitteln gegensteuert.

Sonst wird auch noch der Rücken schwach, und ich möchte mich doch bewegen!
(lächelt)
Gemüt - Aktivität - Verlangen nach

Ich habe noch 36x Physiotherapie verschrieben bekommen, und ich mache auch zuhause was. Der Bauch hat sich schon gekräftigt. Ich rolle die Füße auf `nem Ball und sowas. Das mache ich alles.

Gemüt - Beharrlichkeit

Die Hauptsache sind die Schmerzen in den Knien und im Rücken. *(lächelt)*

PV: Was machen Sie denn, wenn es so ganz schlimm ist?

Frau N: Ich beiße die Zähne zusammen, verkrampfe wohl auch. Ich versuche dagegen anzugehen. Ich will unbedingt meine Selbstständigkeit behalten. *(lächelt)*

Gemüt - Wille - große Willenskraft, Anstrengung des Willens

Gemüt - Lächeln – unwillkürlich

Gemüt - Furcht - Armut, vor

> **Begründung:** Die Patientin hat Angst, ihre Selbstständigkeit zu verlieren.

PV: Ist das das wichtigste Thema?

Frau N: Ja. Meine Selbständigkeit ist mir sehr, sehr wichtig. Ich sage den Nerven auch oft: Nun heilt man! *(lächelt)*

Gemüt - Ichbezogenheit, Selbstüberhebung

Gemüt - Lächeln - unwillkürlich

Gemüt – Diktatorisch

> **Begründung:** Frau N. spricht den Nerven gegenüber einen Befehl aus

*Frau N. erhält **Lycopodium C30**, aufgelöst, 1 TL*

Follow-up eine Woche später

Frau N: Am nächsten Tag war der Knieschmerz weg! Kann das sein? Oder bilde ich mir das ein? Der Schmerz kam dann im Laufe des Tages wieder, aber er ist insgesamt weniger geworden. Gestern und heute habe ich keine Schmerztabletten genommen. Nur eine zur Nacht.

PV: Was macht das Taubheitsgefühl?

Frau N: Das ist ungefähr gleich geblieben. Der Ischiasnerv meldet sich ab und zu, so im Oberschenkel, aber das ist kein richtiger Schmerz mehr.

P: Und die Finger?

Frau N: Darauf habe ich nicht geachtet. (lächelt)

Verordnung: Lycopodium C30, *5x schütteln 1 TL direkt aus der Flasche bei Bedarf.*

Rubriken

- **Gemüt - Aktivität - Verlangen nach**
- **Gemüt - Beharrlichkeit**
- **Gemüt – Diktatorisch**
- **Gemüt - Eigensinnig, starrköpfig, dickköpfig**
- **Gemüt - Furcht - Armut, vor**
- **Gemüt - Ichbezogenheit, Selbstüberhebung**
- **Gemüt - Lächeln - unwillkürlich**
- **Gemüt - SELBSTVERTRAUEN, Selbstwertgefühl, Mangel an - Unterstützung, möchte viel**
- **Gemüt - Wahnideen - Verletzung - werden; würde gleich verletzt**
- **Gemüt - Wille - große Willenskraft, Anstrengung des Willens**

Neurodermitis nach Impfung

Der acht Monate alte Meeno S. ist gerade erst aufgewacht, als seine Mutter ihn in die Praxis bringt. Trotzdem ist er keineswegs missvergnügt, sondern schaut munter umher.

PV: Erzählen Sie mal.

Frau S.: Ja – wie ich schon am Telefon sagte, das ging los nach der ersten Impfung. Er hat diese Sechsfach-Impfung bekommen, und kurz danach sah der Bauch aus wie ein gekochter Hummer, total rot. Wie Sonnenbrand. Die Haut hat sich auch abgepellt. Die Hebamme hat gesagt, ich solle Meeno mit Tee waschen – das half auch ein bisschen. Die Rötung wurde besser, aber nicht der Juckreiz. Und es ging nicht weg. Ich bin dann mit ihm zum Hausarzt, dann in die Kinderklinik und dann zum Hautarzt. Die haben alle gesagt, dass das mit der Impfung nichts zu tun hat. Aber es ist doch danach losgegangen!

Jedenfalls gab es dann jedes Mal eine andere Creme, aber das half auch nicht. Der Hautarzt hat mir jetzt eine Cortisoncreme aufgeschrieben, aber das will ich nicht. Das geht mir zu weit. Eine Bekannte hat dann gesagt, ich soll mal zu Ihnen gehen.

Da Frau S. sich noch nicht mit Homöopathie befasst hat, erkläre ich kurz ein paar Grundzüge. In dieser Zeit kaut Meeno vergnügt auf einem Spielzeug herum und schaut weiter munter umher.

PV: Erzählen Sie mir etwas über ihre Schwangerschaft.

Frau S.: Die war schrecklich! Meenos Vater hatte sich von mir getrennt – da war eine andere Frau im Spiel. Dann kam er wieder, dann war er wieder weg. Ich war wie ein Fisch an der Angel. Ran gezogen und wieder weggestoßen. Er hat mir einfach zu doll weh getan. Ich war ja so doof. Schließlich konnte ich nicht mehr und habe verlangt, dass er sich endgültig entscheiden muss. Ein für alle Mal. Als er gemerkt hat, dass nun die Grenze erreicht ist, konnte er das auf einmal. Jetzt sind wir wieder zusammen, und es läuft gut.

PV: Das ist ja toll! Erzählen Sie mir etwas über Meenos Verhalten. Hier ist er ja sehr umgänglich.

Frau S.: Meeno ist ein richtiger Goldschatz! Ich hatte solche Angst, dass ich, nach so einer chaotischen Schwangerschaft, ein Schreikind bekommen würde, aber nichts davon. Er ist einfach nur lieb und ein richtiger Ausgleich in unserer Familie. Mein Mann hat schon zwei Kinder und ich auch. Ich hatte ganz schön Angst, ob das gut gehen würde. Mein ältester Sohn war total gegen ihn, als ich schwanger war. Naja – der hat das ganze Theater mit meinem Freund ja auch mitbekommen. Aber jetzt ..... der reine Sonnenschein!

PV: Ja – ein richtiger Wonneproppen! Und so wach! (Meeno interessiert sich jetzt weniger für sein Spielzeug. Seine Blicke wandern von seiner Mutter zu mir und wieder zurück)

Frau S.: Oh ja – neugierig ist er ohne Ende. Will immer alles sehen und an alles ran.

(Dann wird Meeno etwas unruhig. Sein Spielzeug interessiert ihn nicht mehr, und er fängt an zu „schimpfen". Richtiges Weinen ist es noch nicht. Eine Nuckelflasche mit Wasser beruhigt ihn kurz, wird dann aber weggestoßen).

PV: Was macht er mit seinem Hautausschlag. Stört es ihn gar nicht?

Frau S.: Doch. Schaun´ Sie mal. Hinter seinen Ohren. Da kratzt er sich immer. Ist schon ganz rot. Besonders links. Und auch wenn ich ihn wickel. Das mag er sowieso nicht. Aber dann kommt er auch an seinen Bauch heran und kratzt. Und dann brabbelt er auch so merkwürdig. Das hört sich an wie klagen, als ob er sich über das Gejucke beschwert.

PV: Könnte ich den Ausschlag mal sehen?

Frau S.: Ja natürlich.

(Frau S. legt Meeno auf eine Decke, zieht ihn aus und nimmt die Windel ab. Sofort fängt der Junge an, sich zu kratzen. Auf mich wirkt sein Kratzen eher vorsichtig, zurückhaltend. Gleichzeitig verwandelt sich sein freundlich-wacher Gesichtsausdruck, und er fängt an, klagend zu brabbeln. Meeno sieht plötzlich aus, wie ein alter Mann, der sich über die Schlechtigkeit der Welt beklagt. Trotzdem bleibt er an allem interessiert – wach. Als er wieder angezogen ist, bleibt er kurz zufrieden, sucht dann aber deutlich nach der Mutterbrust. Aber als er merkt, dass ich einen Globulus .... in Wasser auflöse, ist sein Interesse gleich wieder geweckt. Auch der Teelöffel interessiert ihn, und er nimmt das Arzneimittel mit diesem interessiert-wachen Gesichtsausdruck, der besonders an ihm auffällt.)

Telefonanruf zwei Tage später

Frau S.: Also ich wollte es ihnen mal kurz sagen – es ist alles so gekommen, wie Sie gesagt haben. Meeno hat erst einen richtigen Durchfall gekriegt, aber heftig, dann ganz tief geschlafen, und die Haut ist deutlich besser. Er kratzt auch nicht mehr so viel, wenn ich ihn wickel. Ja – und dieses klagende Brabbeln ist auch weniger geworden. Also – ich bin begeistert!

BEARBEITUNG

Der acht Monate alte Meeno S. ist gerade erst aufgewacht, als seine Mutter ihn in die Praxis bringt. Trotzdem ist er keineswegs missvergnügt, sondern schaut munter umher.

Gemüt – Zufrieden
PV: Erzählen Sie mal.

Frau S.: Ja – wie ich schon am Telefon sagte, das ging los nach der ersten Impfung. Er hat diese Sechsfach -Impfung bekommen, und kurz danach sah der Bauch aus wie ein gekochter Hummer, total rot. Wie Sonnenbrand. Die Haut hat sich auch abgepellt. Die Hebamme hat gesagt, ich solle Meeno mit Tee waschen – das half auch ein bisschen. Die Rötung wurde besser, aber nicht der Juckreiz. Und es ging nicht weg. Ich bin dann mit ihm zum Hausarzt, dann in die Kinderklinik und dann zum Hautarzt. Die haben alle gesagt, dass das mit der Impfung nichts zu tun hat. Aber es ist doch danach losgegangen!

Jedenfalls gab es dann jedes Mal eine andere Creme, aber das half auch nicht. Der Hautarzt hat mir jetzt eine Cortisoncreme aufgeschrieben, aber das will ich nicht. Das geht mir zu weit. Eine Bekannte, hat dann gesagt, ich soll mal zu Ihnen gehen.

Da Frau S. sich noch nicht mit Homöopathie befasst hat, erkläre ich kurz ein paar Grundzüge. In dieser Zeit kaut Meeno vergnügt auf einem Spielzeug herum und schaut weiter munter umher.

PV: Erzählen Sie mir etwas über ihre Schwangerschaft.

Frau S.: Die war schrecklich! Meenos Vater hatte sich von mir getrennt – da war eine andere Frau im Spiel. Dann kam er wieder, dann war er wieder weg. Ich war wie ein Fisch an der Angel. Ran gezogen und wieder weggestoßen. Er hat mir einfach zu doll weh getan. Ich war ja so doof. Schließlich konnte ich nicht mehr und habe verlangt, dass er sich endgültig entscheiden muss. Ein für alle Mal. Als er gemerkt hat, dass nun die Grenze erreicht ist, konnte er das auf einmal. Jetzt sind wir wieder zusammen, und es läuft gut.

Gemüt - Beschwerden durch - Enttäuschung

Gemüt - Furcht - Extravaganz, vor

> **Begründung:** Die psychische Verfassung der Mutter während der Schwangerschaft gibt fast immer auch den Gemütszustand des Säuglings und Kleinkindes wieder. Die Rubrik >Furcht - Extravaganz, vor< stellt die Furcht vor dem Überschreiten einer inneren Grenze dar. In diesem Fall stellte die Aussicht, weiter in einer ungeklärten Beziehung zu bleiben, diese Grenze dar.

PV: Das ist ja toll! Erzählen Sie mir etwas über Meenos Verhalten. Hier ist er ja sehr umgänglich.

Frau S.: Meeno ist ein richtiger Goldschatz! Ich hatte solche Angst, dass ich nach so einer chaotischen Schwangerschaft ein Schreikind bekommen würde, aber nichts davon. Er ist einfach nur lieb und ein richtiger Ausgleich in unserer Familie. Mein Mann hat schon zwei Kinder und ich auch. Ich hatte ganz schön Angst, ob das gutgehen würde. Mein ältester Sohn war total gegen ihn, als ich schwanger war. Naja – der hat das ganze Theater mit meinem Freund ja auch mitbekommen. Aber jetzt ..... der reine Sonnenschein!

PV: Ja – ein richtiger Wonneproppen! Und so wach! (Meeno interessiert sich jetzt weniger für sein Spielzeug. Seine Blicke wandern von seiner Mutter zu mir und wieder zurück).

Gemüt – Wachsam

Frau S.: Oh ja – neugierig ist er ohne Ende. Will immer alles sehen und an alles ran. *(Dann wird Meeno etwas unruhig. Sein Spielzeug interessiert ihn nicht mehr, und er fängt an zu „schimpfen". Richtiges Weinen ist es noch nicht. Eine Nuckelflasche mit Wasser beruhigt ihn kurz, wird dann aber weggestoßen).*

Gemüt - Launenhaftigkeit, launisch - weist Dinge zurück, die er haben wollte, sobald er sie bekommt

PV: Was macht er mit seinem Hautausschlag. Stört es ihn gar nicht?

Frau S.: Doch. Schaun´ Sie mal. Hinter seinen Ohren. Da kratzt er sich immer. Ist schon ganz rot. Besonders links. Und auch wenn ich ihn wickel. Das mag er sowieso nicht. Aber dann kommt er auch an seinen Bauch heran und kratzt. Und dann brabbelt er auch so merkwürdig. Das hört sich an wie klagen, als ob er sich über das Gejucke beschwert.

PV: Könnte ich den Ausschlag mal sehen?

Frau S.: Ja natürlich.

(Frau S. legt Meeno auf eine Decke, zieht ihn aus und nimmt die Windel ab. Sofort fängt der Junge an, sich zu kratzen. Auf mich wirkt sein Kratzen eher vorsichtig, zurückhaltend. Gleichzeitig verwandelt sich sein freundlich-wacher Gesichtsausdruck, und er fängt an, klagend zu brabbeln. Meeno sieht plötzlich aus, wie ein alter Mann, der sich über die Schlechtigkeit der Welt beklagt.)
Gemüt - Klagen
Gemüt - Unzufrieden

Trotzdem bleibt er an allem interessiert – wach.
Gemüt - Wachsam

*Als er wieder angezogen ist, bleibt er kurz zufrieden, sucht dann aber deutlich nach der Mutterbrust. Aber als er merkt, dass ich einen Globulus **Opium C 30** in Wasser auflöse, ist sein Interesse gleich wieder geweckt. Auch der Teelöffel interessiert ihn, und er nimmt das Arzneimittel mit diesem interessiert-wachen Gesichtsausdruck, der besonders an ihm auffällt.)*

Telefonanruf zwei Tage später

Frau S.: Also ich wollte es ihnen mal kurz sagen – es ist alles so gekommen, wie Sie gesagt haben. Meeno hat erst einen richtigen Durchfall gekriegt, aber heftig, dann ganz tief geschlafen, und die Haut ist deutlich besser. Er kratzt auch nicht mehr so viel, wenn ich ihn wickel. Ja – und dieses klagende Brabbeln ist auch weniger geworden. Also – ich bin begeistert!

Rubriken

- **Gemüt - Beschwerden durch - Enttäuschung**
- **Gemüt - Furcht - Extravaganz, vor**
- **Gemüt - Klagen**
- **Gemüt - Launenhaftigkeit, launisch - weist Dinge zurück, die er haben wollte, sobald er sie bekommt**
- **Gemüt - Seelenruhe, Gelassenheit**
- **Gemüt - Unzufrieden**
- **Gemüt - Wachsam**
- **Gemüt – Zufrieden**

Neugierig

Der kleine Bosse, 6 Jahre alt, kommt vor seiner Mutter in die Praxis. Er hat ein Ausmalbild in der Hand und lächelt mich kurz an. Dann wandern seine Augen schon im ganzen Raum umher.
Das letzte Mal war er vor einem halben Jahr bei mir. Damals hatte ihm Opium gut bei seiner Neurodermitis geholfen. Aber erstmal ist das Bild wichtig. Bosse hat Buntstifte dabei und beginnt sofort die Figuren auszumalen, während seine Mutter erzählt, dass die Neurodermitis wieder aufgetaucht sei. Nicht so schlimm, wie vor einem halben Jahr, aber doch recht unangenehm. Der Junge würde sich zwar nie beschweren oder jammern, aber er kratze sich dauernd. Sonst gäbe es nichts Auffälliges. Höchsten, dass er ziemlich wütend werden könne, wenn mal etwas nicht nach „seiner Mütze" gehe. Aber das sei ja normal.

Mir fällt auf, dass Bosse seine Malerei sehr ernst nimmt. Er achtet genau darauf, innerhalb der vorgegebenen Linien zu malen, nicht ein Strich geht daneben. Dann plötzlich legt er die Stifte beiseite, schiebt den Pulli hoch und kratzt sich ausgiebig.

Dabei fällt sein Blick auf ein paar Familienfotos, die auf dem Regal neben dem Schreibtisch stehen. Sofort lässt er alles liegen und nimmt ein Foto in die Hand.

Bosse: Wer ist das?

PV: Das sind meine beiden Enkel.

Bosse: Dann bist Du ja schon eine Oma! *(lacht)*

PV: Ja, das stimmt.

Bosse: Wie lange arbeitest Du denn dann noch?

PV: Das weiß ich noch nicht.
Mutter: Nun ist aber genug, Bosse!
Sie sehen ja, der Bauch ist schon wieder ziemlich rot. Kein Wunder, dass er sich dauernd kratzt. Dann ist er auch immer so unruhig, dauernd auf dem Sprung. Hier bleibt er ja auch nicht sitzen, obwohl ich extra neuen Malkram eingepackt habe.

Bosse: Da ist aber noch ein Foto...

Mutter: Genug Bosse!
PV: Lassen Sie mal – ich denke, ich habe das Mittel.

Sofort ist die Neugier des Jungen wieder geweckt, und er hat eine Menge Fragen zu der Tasche mit den vielen homöopathischen Arzneimitteln.

Bosse erhält .... C6   1 Globulus aufgelöst in 100 ml Wasser, davon 1 TL.

Der Folgetermin wird abgesagt, da Bosse keinerlei Beschwerden mehr hat.

BEARBEITUNG

Der kleine Bosse, 6 Jahre alt, kommt vor seiner Mutter in die Praxis. Er hat ein Ausmalbild in der Hand und lächelt mich kurz an. Dann wandern seine Augen schon im ganzen Raum umher.
Gemüt - Neugierig

Das letzte Mal war er vor einem halben Jahr bei mir. Damals hatte ihm Opium gut bei seiner Neurodermitis geholfen. Aber erstmal ist das Bild wichtig. Bosse hat Buntstifte dabei und beginnt sofort die Figuren auszumalen, während seine Mutter erzählt, dass die Neurodermitis wieder aufgetaucht sei. Nicht so schlimm, wie vor einem halben Jahr, aber doch recht unangenehm. Der Junge würde sich zwar nie beschweren oder jammern, aber er kratze sich dauernd.
Gemüt - Gleichgültigkeit, Apathie - klagt nicht

Sonst gäbe es nichts Auffälliges. Höchsten, dass er ziemlich wütend werden könne, wenn mal etwas nicht nach „seiner Mütze" gehe. Aber das sei ja normal.
Gemüt - Zorn - Widerspruch, durch

Mir fällt auf, dass Bosse seine Malerei sehr ernst nimmt. Er achtet genau darauf, innerhalb der vorgegebenen Linien zu malen, nicht ein Strich geht daneben.
Gemüt - Gewissenhaft, peinlich genau in bezug auf Kleinigkeiten

Dann plötzlich legt er die Stifte beiseite, schiebt den Pulli hoch und kratzt sich ausgiebig.
Gemüt - Kratzt mit den Händen
Gemüt - Nackt sein, möchte

Dabei fällt sein Blick auf ein paar Familienfotos, die auf dem Regal neben dem Schreibtisch stehen. Sofort lässt er alles liegen und nimmt ein Foto in die Hand.
Gemüt - Ruhelosigkeit - bewegen - muß sich ständig

Bosse: Wer ist das?
Gemüt – Neugierig

PV: Das sind meine beiden Enkel.

Bosse: Dann bist Du ja schon eine Oma! *(lacht)*

PV: Ja, das stimmt.

Bosse: Wie lange arbeitest Du denn dann noch?
Gemüt - Zudringlich, aufdringlich

PV: Das weiß ich noch nicht.

Mutter: Nun ist aber genug, Bosse!

Sie sehen ja, der Bauch ist schon wieder ziemlich rot. Kein Wunder, dass er sich dauernd kratzt. Dann ist er auch immer so unruhig, dauernd auf dem Sprung. Hier bleibt er ja auch nicht sitzen, obwohl ich extra neuen Malkram eingepackt habe.
Gemüt - Ruhelosigkeit - bewegen - muß sich ständig

Bosse: Da ist aber noch ein Foto…
Gemüt - Neugierig

Mutter: Genug Bosse!

PV: Lassen Sie mal – ich denke, ich habe das Mittel.

Sofort ist die Neugier des Jungen wieder geweckt, und er hat eine Menge Fragen zu der Tasche mit den vielen homöopathischen Arzneimitteln.

Bosse erhält **Hyoscyamus C6**   *1 Globulus aufgelöst in 100 ml Wasser, davon 1 TL.*

Der Folgetermin wird abgesagt, da Bosse keinerlei Beschwerden mehr hat.

So angespannt

Christa P., 62 Jahre alt, ist seit längerem wegen wechselnder Beschwerden bei mir in Behandlung. Am liebsten sind ihr telefonische Konsultationen. So auch dieses Mal.

Christa P.: Danke, dass Sie zurückrufen. Haben Sie jetzt gleich Zeit?

PV: ja, das geht.

Christa P.: Also ich hab´s mit dem Ischias. Und ich muss mich jetzt doch mal melden. Die Schmerzen sind doch ganz ordentlich. Das zieht vom Po rechts runter bis zum Knie.

PV: Wie fing denn das an?

Christa P.: Das war genau vor neun Tagen. Da habe ich im Garten gewühlt und bin wohl richtig kalt geworden. Ich habe dann erstmal massiert und Wärme und so, und das ging dann so einigermaßen, aber eine Woche später bin ich wieder kalt geworden. Und dann hat das Massieren die Sache so richtig befeuert. Dann habe ich angerufen. Schließlich will ich das im Zaum halten. Die Schmerzen sind auch echt schlimm.

PV: Wann ist es denn am schlimmsten?

Christa P.: Nachts, wenn ich im Bett liege. Ich weiß dann gar nicht, wie ich liegen soll. Wühle so hin und her. Meist stehe ich dann auch auf und gehe etwas herum.

PV: Die ganze Nacht?

Christa P.: Einschlafen geht noch ganz gut, aber so gegen 2.00 Uhr werde ich wach.

PV: Mal abgesehen von den Schmerzen. Was geht Ihnen sonst noch so durch den Kopf?
Christa P.: Ach – unser Sohn. Ich weiß ja, er ist bald 30 und kann für sich selbst einstehen aber……. Er will sich jetzt wieder gegen Corona impfen lassen. Und ich weiß doch, was da alles passieren kann. Ich habe da echt Schiss und mache mir ständig Sorgen. Aber ich kann überhaupt nicht mit ihm darüber reden.
„Ach Mama, das ist doch meine Sache" heißt es dann.
Aber wenn ihm nun wirklich etwas zustößt – dann sind wir doch dann dran, seine Eltern. Ich bin da richtig verzweifelt.
Unser Nachbar ist nach der vierten Impfung ins Krankenhaus gekommen.
Der hatte überall Schmerzen, irgendeine Entzündung. Der verfiel richtig, jeden Tag mehr. Jetzt bekommt er Antibiotika, und es soll ihm so langsam etwas besser gehen. Das habe ich auch immer noch vor Augen.

PV: Oh. Welches Gefühl bedrückt Sie z.Z. am meisten?

Christa P.: Diese Hilflosigkeit. Ich kann ja so gar nichts machen.

PV: Gibt es sonst noch etwas, was Sie beschäftigt?

Christa P.: Ja – ich war neulich zum Familienstellen. In Einzelsitzung. Da hat sich so viel getan. Das hat mich auch ziemlich erschöpft.

Christa P., 62 Jahre alt, ist seit längerem wegen wechselnder Beschwerden bei mir in Behandlung. Am liebsten sind ihr telefonische Konsultationen. So auch dieses Mal.

Christa P.: Danke, dass Sie zurückrufen. Haben Sie jetzt gleich Zeit?

PV: ja, das geht.

Christa P.: Also ich hab's mit dem Ischias. Und ich muss mich jetzt doch mal melden. Die Schmerzen sind doch ganz ordentlich. Das zieht vom Po rechts runter bis zum Knie.

PV: Wie fing denn das an?

Christa P.: Das war genau vor neun Tagen. Da habe ich im Garten gewühlt und bin wohl richtig kalt geworden. Ich habe dann erstmal massiert und Wärme und so, und das ging dann so einigermaßen, aber eine Woche später bin ich wieder kalt geworden. Und dann hat das Massieren die Sache so richtig befeuert. Dann habe ich angerufen. Schließlich will ich das im Zaum halten. Die Schmerzen sind auch echt schlimm.

PV: Wann ist es denn am schlimmsten?
Christa P.: Nachts, wenn ich im Bett liege. Ich weiß dann gar nicht, wie ich liegen soll. Wühle so hin und her. Meist stehe ich dann auch auf und gehe etwas herum.
Gemüt - Ruhelosigkeit - bewegen - muß sich ständig

PV: Die ganze Nacht?
Christa P.: Einschlafen geht noch ganz gut, aber so gegen 2.00 Uhr werde ich wach.
Gemüt - Ruhelosigkeit - nachts - Mitternacht - nach

PV: Mal abgesehen von den Schmerzen. Was geht Ihnen sonst noch so durch den Kopf?
Christa P.: Ach – unser Sohn. Ich weiß ja, er ist bald 30 und kann für sich selbst einstehen, aber……. Er will sich jetzt wieder gegen Corona Impfen lassen. Und ich weiß doch, was da alles passieren kann. Ich habe da echt Schiss und mache mir ständig Sorgen.
Gemüt - Sorgen; voller - andere, um

Aber ich kann überhaupt nicht mit ihm darüber reden.

„Ach Mama, das ist doch meine Sache" heißt es dann. Aber wenn ihm nun wirklich etwas zustößt – dann sind wir doch dann dran, seine Eltern.

Gemüt - Furcht - Armut, vor

> **Begründung:** Die Patientin befürchtet ihr normales, ruhiges Leben nicht weiterführen zu können, wenn ihr Sohn durch eine Impfung geschädigt wird.

Ich bin da richtig verzweifelt.

Gemüt - Verzweiflung

Unser Nachbar ist nach der vierten Impfung ins Krankenhaus gekommen. Der hatte überall Schmerzen, irgendeine Entzündung. Der verfiel richtig, jeden Tag mehr. Jetzt bekommt er Antibiotika, und es soll ihm so langsam etwas besser gehen. Das habe ich auch immer noch vor Augen.

PV: Oh. Welches Gefühl bedrückt Sie z.Z. am meisten?

Christa P.: Diese Hilflosigkeit. Ich kann ja so gar nichts machen.

Gemüt - Hilflosigkeit; Gefühl der

PV: Gibt es sonst noch etwas, was Sie beschäftigt?

Christa P.: Ja – ich war neulich zum Familienstellen. In Einzelsitzung. Da hat sich so viel getan. Das hat mich auch ziemlich erschöpft.

Rubriken

- **Gemüt - Furcht - Armut, vor**
- **Gemüt - Hilflosigkeit; Gefühl der**
- **Gemüt - Ruhelosigkeit - bewegen - muß sich ständig**
- **Gemüt - Ruhelosigkeit - nachts - Mitternacht - nach**
- **Gemüt - Sorgen; voller - andere, um**
- **Gemüt – Verzweiflung**

Verordnung: **Arsenicum album C30**, aufgelöst, 1 TL

Anruf einen Tag später, am Abend

Christa P.: Also diesmal war ich nicht erfolgreich. Ich war noch bei einem Heilpraktiker, der macht Chiropraxis. Der hat mich ordentlich bearbeitet. Das hat geknackt wie sonstwas. Erst waren die Schmerzen auch ein bisschen besser, aber jetzt zieht es wieder so in den rechten Oberschenkel rein. Rhus toxicodendron habe ich auch noch probiert.

Aber das hilft alles nicht. Ich habe schon richtig Angst vor der Nacht.

PV: Mhm. Das hört sich ja nicht so gut an.

Christa P.: Nee. Ach irgendwie kann ich auch nicht loslassen, will immer alles in meiner Macht haben. Wie kann ich mich denn so verrenken? – Ich bleibe einfach im Alten stecken.

PV: Wie meinen Sie das?

Christa P.: Naja – bei der Familienaufstellung – das war ja eine Einzelsitzung. Da ist so vieles rausgekommen. Das muss ich doch alles bearbeiten. Das ist so anstrengend. Ich bin echt erschöpft. Ich will einfach nur meine Ruhe haben.

PV: Nur Ruhe, oder soll es auch still sein?

Christa P.: Nein, es soll auch still sein.

PV: Diese Familienaufstellungen machen Sie ja öfters. Kann das sein, dass das manchmal ein bisschen viel ist?

Christa P.: Ja, das stimmt. Das ist, als ob ich mich überarbeitet hätte. Ich bin auch oft so abwesend, gar nicht ganz da.

PV: Lassen Sie uns nochmal über den Ischiasschmerz sprechen. Der ist ja besonders nachts so schlimm. Was machen Sie dann?

Christa P.: Das Schlimme ist, dass ich überhaupt nicht auf der rechten Seite liegen kann. Das schmerzt dann so ....ich wühl dann hin und her, und irgendwann stehe ich auf.

PV: Gehen Sie dann umher?

Christa P.: Nein, ich setze mich. Ich will ja meinen Mann nicht stören.

PV: Aber er könnte Ihnen doch vielleicht helfen, eine Wärmflasche machen oder so.

Christa P.: Nee – ich will lieber meine Ruhe haben.

PV: Und die Sache mit Ihrem Sohn?

Christa P.: Naja – die Sorge ist irgendwie immer da. So im Hintergrund.

PV: Befürchten Sie da etwas ganz konkret?

Christa P.: Das ist mehr so allgemein. Da kann doch so viel passieren.

Verordnung: .... **C30**, aufgelöst, 1 TL

Anruf einen Tag später

Christa P.: Also diesmal war das Mittel gut. Abends bin ich ziemlich viel rumgelaufen, es war aber schon etwas besser, und ich bin dann auch gut eingeschlafen. Nachts um 2.00 Uhr bin ich dann aufgewacht mit sehr, sehr heftigen Schmerzen. Also das war richtig heftig, aber ich habe trotzdem gemerkt, das zieht irgendwie raus. Heute bin ich ziemlich müde, aber ich habe keine Schmerzen mehr. Die Hausarbeit geht ganz gut.

BEARBEITUNG

Anruf einen Tag später, am Abend

Christa P.: Also diesmal war ich nicht erfolgreich. Ich war noch bei einem Heilpraktiker, der macht Chiropraxis. Der hat mich ordentlich bearbeitet. Das hat geknackt wie sonstwas. Erst waren die Schmerzen auch ein bisschen besser, aber jetzt zieht es wieder so in den rechten Oberschenkel rein. Rhus toxicodendron habe ich auch noch probiert.

Gemüt - Umherstreifen, Streunen

> Begründung: Die Patientin probiert mal dieses und mal jenes. Sie streunt von einer therapeutischen Maßnahme zur nächsten.

Aber das hilft alles nicht. Ich habe schon richtig Angst vor der Nacht.

PV: Mhm. Das hört sich ja nicht so gut an.

Christa P.: Nee. Ach irgendwie kann ich auch nicht loslassen, will immer alles in meiner Macht haben. Wie kann ich mich denn so verrenken? – Ich bleibe einfach im Alten stecken.

PV: Wie meinen Sie das?

Christa P.: Naja – bei der Familienaufstellung – das war ja eine Einzelsitzung. Da ist so vieles rausgekommen. Das muss ich doch alles bearbeiten. Das ist so anstrengend. Ich bin echt erschöpft.

Gemüt - Erschöpfung; geistige

Ich will einfach nur meine Ruhe haben.

PV: Nur Ruhe, oder soll es auch still sein?

Christa P.: Nein, es soll auch still sein.

Gemüt - Still sein, seine Ruhe haben; möchte

PV: Diese Familienaufstellungen machen Sie ja öfters. Kann das sein, dass das manchmal ein bisschen viel ist?

Christa P.: Ja, das stimmt. Das ist, als ob ich mich überarbeitet hätte. Ich bin auch oft so abwesend, gar nicht ganz da.

Gemüt - Geistesabwesend – Unachtsamkeit

PV: Lassen Sie uns nochmal über den Ischiasschmerz sprechen. Der ist ja besonders nachts so schlimm. Was machen Sie dann?

Christa P.: Das Schlimme ist, dass ich überhaupt nicht auf der rechten Seite liegen kann. Das schmerzt dann so ....ich wühl dann hin und her, und irgendwann stehe ich auf.

Gemüt - Ruhelosigkeit - Bett - Herumwerfen im

PV: Gehen Sie dann umher?
Christa P.: Nein, ich setze mich. Ich will ja meinen Mann nicht stören.

Gemüt - Störungen; Abneigung gegen

PV: Aber er könnte Ihnen doch vielleicht helfen, eine Wärmflasche machen oder so.
Christa P.: Nee – ich will lieber meine Ruhe haben.

Gemüt - Still sein, seine Ruhe haben; möchte

PV: Und die Sache mit Ihrem Sohn?

Christa P.: Naja – die Sorge ist irgendwie immer da. So im Hintergrund.

PV: Befürchten Sie da etwas ganz konkret?

Christa P.: Das ist mehr so allgemein. Da kann doch so viel passieren.

Gemüt - Angst - andere, um

Verordnung: **Nux vomica C30**, aufgelöst, 1 TL

Anruf einen Tag später

Christa P.: Also diesmal war das Mittel gut. Abends bin ich ziemlich viel rumgelaufen, es war aber schon etwas besser und ich bin dann auch gut eingeschlafen. Nachts um 2.00 Uhr bin ich dann aufgewacht mit sehr, sehr heftigen Schmerzen. Also das war richtig heftig, aber ich habe trotzdem gemerkt, das zieht irgendwie raus. Heute bin ich ziemlich müde, aber ich habe keine Schmerzen mehr. Die Hausarbeit geht ganz gut.

Rubriken

- Gemüt - Angst - andere, um
- Gemüt - Erschöpfung; geistige
- Gemüt - Fliehen, versucht zu
- Gemüt - Geistesabwesend – Unachtsamkeit
- Gemüt - Ruhelosigkeit - Bett - Herumwerfen im
- Gemüt - Still sein, seine Ruhe haben; möchte
- Gemüt - Störungen; Abneigung gegen

Ich habe mich wild machen lassen

Ein halbes Jahr später findet sich Christa P. wieder in der Praxis ein. Zwischendurch hatten wir ein paar Mal telefoniert. Es ging immer auch um Ängste um die Gesundheit.
Bei der telefonischen Anmeldung erzählt sie schon, dass sie bei einem Heilpraktiker gewesen sei, der ihr erklärt habe, dass sie Magenkrebs habe.
Als Frau P. in die Praxis kommt, fällt gleich auf, dass sie sehr abgenommen hat, seit ich sie das letzte Mal – vor einem halben Jahr – gesehen hatte. Die Gesichtsfarbe ist fahl, der Ausdruck sehr besorgt. Nach kurzer Begrüßung beginnt sie direkt.

Christa P.: Ja – wie ich schon am Telefon gesagt habe – ich glaube, ich habe mich da ganz wild machen lassen.. –
Aber, wie der (Heilpraktiker) das auch gesagt hat – so richtig ernst: „Das sehe ich Ihnen an, Frau P. – das ist Krebs." Und dann hat er mich auch noch so energetisch ausgestrichen und gesagt: „Da ist was, links am Oberbauch, in der Magengegend – das kann ich spüren. Naja – und abgenommen haben Sie ja auch."
Ich bin völlig fertig. Kann überhaupt nichts anderes mehr denken.
Meine Freundin Karla hat auch schon gesagt: „Du siehst aber schlecht aus, Du gefällst mir gar nicht." Ich mag da schon gar nicht mehr hingehen. Mir geht es dann immer noch schlechter.

Ob das wirklich Krebs ist? Aber der hat das ja energetisch gespürt – dann ist das wohl so...
Ich kann überhaupt nicht mehr zur Ruhe kommen. Ich mache mich schon selbst verrückt.

PV: Sie haben Angst vor Krebs.

Christa P.: Ja – natürlich. Mein Vater hat das ja auch gehabt. Aber auch vor Krankheit allgemein, dass es irgendetwas Schlimmes sein könnte. Ich kann auch nur ganz schlecht essen, bin wie abgeschottet, richtig dicht, will nichts mehr rein lassen.
Ich glaube ich habe eine Essstörung, so intervallweise. Außerdem bin ich so schwarzmalerisch – sehe alles nur finster.
Ich habe richtig Angst zu essen – so ein Gefühl, als könnte ich platzen. Da ist schon eine Verzweiflung – ich fühle mich so hilflos, machtlos. Da hat man so eine zerstörende Kraft in sich und kann nichts tun. (Pause)
Und dann immer dieses Finstere. So.... ich möchte mal aus mir rausgehen, aber ich bleibe einfach in der Negativität stecken.

PV: Ja – das ist schwer.

Christa P.: Ich kann ja auch mit niemanden so richtig darüber reden. Die gucken ja alle nur ganz bedenklich. Meine Freundin meinte natürlich, ich solle endlich mal zum Arzt, damit der mich mal richtig durchcheckt. Aber am Ende schickt der mich noch ins Krankenhaus. Nee!

PV: Und das wollen Sie nicht?

Christa P.: Nee – ganz bestimmt nicht!

Frau P. erhält C6

Telefonat einen Tag später

Christa P.: Also – ich habe gut geschlafen wie lange nicht. Und ich kann auch heute ganz gut etwas essen. Ich denke, es liegt alles nur am Kopf. Ich habe mich da einfach wild machen lassen.

Frau P. erhält das Arzneimittel in aufsteigenden Potenzen bis zur C 200. Einen Monat später sind die Gedanken an eine mögliche Krebserkrankung vergessen, und das Essverhalten hat sich normalisiert.

BEARBEITUNG

Ein halbes Jahr später findet sich Christa P. wieder in der Praxis ein. Zwischendurch hatten wir ein paar Mal telefoniert. Es ging immer auch um Ängste um die Gesundheit.
Bei der telefonischen Anmeldung erzählt sie schon, dass sie bei einem Heilpraktiker gewesen sei, der ihr erklärt habe, dass sie Magenkrebs habe.
Als Frau P. in die Praxis kommt, fällt gleich auf, dass sie sehr abgenommen hat, seit ich sie das letzte Mal – vor einem halben Jahr – gesehen hatte. Die Gesichtsfarbe ist fahl, der Ausdruck sehr besorgt. Nach kurzer Begrüßung beginnt sie direkt.

Christa P.: Ja – wie ich schon am Telefon gesagt habe – ich glaube, ich habe mich da ganz wild machen lassen.. –
Aber, wie der (Heilpraktiker) das auch gesagt hat – so richtig ernst: „Das sehe ich Ihnen an, Frau P. – das ist Krebs." Und dann hat er mich auch noch so energetisch ausgestrichen und gesagt: „Da ist was, links am Oberbauch, in der Magengegend – das kann ich spüren. Naja – und abgenommen haben Sie ja auch."
Ich bin völlig fertig. Kann überhaupt nichts anderes mehr denken.
Gemüt - Gedanken – hartnäckig
Gemüt - Furcht – Krebs

Meine Freundin Karla hat auch schon gesagt: „Du siehst aber schlecht aus, Du gefällst mir gar nicht." Ich mag da schon gar nicht mehr hingehen. Mir geht es dann immer noch schlechter.
Gemüt - Beeinflußbar

Ob das wirklich Krebs ist? Aber der hat das ja energetisch gespürt – dann ist das wohl so...
Gemüt – Beeinflußbar
Gemüt - Furcht - Krebs
Gemüt - Hysterie
Ich kann überhaupt nicht mehr zur Ruhe kommen. Ich mache mich schon selbst verrückt.

PV: Sie haben Angst vor Krebs.

Christa P.: Ja – natürlich. Mein Vater hat das ja auch gehabt. Aber auch vor Krankheit allgemein, dass es irgendetwas Schlimmes sein könnte. Ich kann auch nur ganz schlecht essen, bin wie abgeschottet, richtig dicht, will nichts mehr rein lassen. Ich glaube ich habe eine Essstörung, so intervallweise.
Gemüt - Furcht - Essen; vor

Außerdem bin ich so schwarzmalerisch – sehe alles nur finster.
Gemüt - Pessimist

Ich habe richtig Angst zu essen – so ein Gefühl, als könnte ich platzen. **Gemüt - Wahnideen - Flaschen - Sodawasser; er sei eine Flasche**

Begründung: Frau P. steht unter starkem, innerem Druck, den sie nirgends loswerden kann.

Da ist schon eine Verzweiflung – ich fühle mich so hilflos, machtlos. Da hat man so eine zerstörende Kraft in sich und kann nichts tun. *(Pause)*
Und dann immer dieses Finstere.
Gemüt - Pessimist

So.... ich möchte mal aus mir rausgehen.
Gemüt - Wahnideen - Flaschen - Sodawasser; er sei eine Flasche

aber ich bleibe einfach in der Negativität stecken.
Gemüt - Pessimist

PV: Ja – das ist schwer.

Christa P.: Ich kann ja auch mit niemanden so richtig darüber reden.
Gemüt - Sprechen - Verlangen mit jemandem zu

Die gucken ja alle nur ganz bedenklich. Meine Freundin meinte natürlich, ich solle endlich mal zum Arzt, damit der mich mal richtig durchcheckt. Aber am Ende schickt der mich noch ins Krankenhaus. Nee!

PV: Und das wollen Sie nicht?

Christa P.: Nee – ganz bestimmt nicht!
Gemüt - Furcht - Krankenhaus zu gehen

*Frau P. erhält **Argentum nitricum C6***

Telefonat einen Tag später

Christa P.: Also – ich habe gut geschlafen wie lange nicht. Und ich kann auch heute ganz gut etwas essen. Ich denke, es liegt alles nur am Kopf. Ich habe mich da einfach wild machen lassen.

Frau P. erhält das Arzneimittel in aufsteigenden Potenzen bis zur C 200. Einen Monat später sind die Gedanken an eine mögliche Krebserkrankung verschwunden, und das Essverhalten hat sich normalisiert.

Rubriken

Gemüt - Beeinflußbar
Gemüt - Furcht - Essen; vor
Gemüt - Furcht - Krankenhaus zu gehen
Gemüt - Furcht - Krebs
Gemüt - Gedanken – hartnäckig
Gemüt - Hysterie
Gemüt – Pessimist
Gemüt - Sprechen - Verlangen mit jemandem zu
Gemüt - Wahnideen - Flaschen - Sodawasser; er sei eine Flasche

Schon wieder

Sonja K., 54 Jahre alt, steht mit einer schwarzen FFP2- Maske in der Hand vor der Praxistür. „Soll ich die lieber aufsetzen? Das geht jetzt wieder überall so `rum." (gemeint sind die z.Z. vermehrt auftretenden grippalen Infekte im Winter). Als sie von mir keine Antwort erhält, meint sie: „Ich setze sie lieber auf – ich will nichts in Ihre Praxis tragen."

Nach kurzer Aufwärmphase beginne ich die Anamnese und Frau K. berichtet.

Sonja K.: Ja – also – wie ich schon in der Mail schrieb, ich bin erkältet. Richtig krank. Halsschmerzen und Schnupfen. Habe schon Belladonna und Pulsatilla genommen, aber das hat nicht viel gebracht. *(lacht)*

PV: Seit wann haben Sie das?

Sonja K.: So ungefähr seit zehn Tagen. Das geht immer so hin und her. Mal ist es besser, und ich denke schon Juchhee – dann – wieder vorbei. So ein Kackvirus. *(lacht)*

Ich bin total deprimiert und frustriert.

PV: Aber Sie lachen ja noch.

Sonja K.: Das tue ich nur bei Ihnen. Sonst nicht. Meinen Mann habe ich auch noch angesteckt. Und dann ärger ich mich auch noch über ihn. Der geht doch heute zur Arbeit, obwohl er so angeschlagen ist. Gestern habe ich ihn ganz schön angeblubbert.

PV: Sie sind gereizt.

Sonja K.: Kann man wohl sagen. Ich hänge doch immer mit drin. Wenn das so weitergeht, wird unser Weihnachtsurlaub beschissen. Mal er krank, mal ich – da habe ich echt keinen Bock drauf. Ich meine – ich verstehe ihn ja. Er will unbedingt zu seiner Mutter ins Pflegeheim, jetzt in der Weihnachtszeit. Wenn er sich jetzt krankschreiben lässt, kommt er da doch gar nicht rein.
Aber trotzdem – das geht doch so nicht. Und dann redet er auch einfach nicht. Sowas von zu. Nichts zu wollen.
Da bin ich ganz anders. Ich finde auch, wenn man über etwas reden kann, geht es einem doch gleich besser – oder nicht? Also manchmal könnte ich platzen!

PV: Da ist ja eine Menge Wut in Ihnen. Was machen Sie damit?

Sonja K.: *(nickt)* Ja. Ich könnte platzen vor Wut. Aber meistens mache ich nichts – gar nichts. Ich will ihn ja nicht noch mehr belasten. Ihm geht es ja auch nicht gut. Naja – gestern, da hat er mal `ne Ladung abgekriegt. Aber meist schlucke ich lieber.

PV: Diese Erkältung – was nervt Sie daran am meisten?

Sonja K.: Das es nicht weggeht. Ich will zu Weihnachten nicht so´n Scheiß! Dieses Kackvirus geht nicht vor und nicht zurück. Das ist doch wie ein Kreis.

Frau K. erhält C6

Schon zwei Stunden später erhalte ich eine Mail: „Es ist alles deutlich besser geworden! Herzlichen Dank!"

Sonja K., 54 Jahre alt steht mit einer schwarzen FFP2- Maske in der Hand vor der Praxistür. „Soll ich die lieber aufsetzen? Das geht jetzt wieder überall so `rum."
(gemeint sind die z.Z. vermehrt auftretenden grippalen Infekte im Winter).
Gemüt - Furcht - Krankheit, vor drohender

Als sie von mir keine Antwort erhält, meint sie: „Ich setze sie lieber auf – ich will nichts in Ihre Praxis tragen."
Gemüt - Sorgen; voller - andere, um

Nach kurzer Aufwärmphase beginne ich die Anamnese und Frau K. berichtet.

Sonja K.: Ja – also – wie ich schon in der Mail schrieb, ich bin erkältet. Richtig krank. Halsschmerzen und Schnupfen. Habe schon Belladonna und Pulsatilla genommen, aber das hat nicht viel gebracht. *(lacht)*
Gemüt - Wahnideen - glücklos, er sei
Gemüt - Lachen – unwillkürlich

PV: Seit wann haben Sie das?

Sonja K.: So ungefähr seit 10 Tagen. Das geht immer so hin und her. Mal ist es besser, und ich denke schon Juchhee – dann – wieder vorbei. So ein Kackvirus. *(lacht)*
Gemüt - Lachen – unwillkürlich
Ich bin total deprimiert und frustriert.
Gemüt - Wahnideen - glücklos, er sei

PV: Aber Sie lachen ja noch.

Sonja K.: Das tue ich nur bei Ihnen. Sonst nicht. Meinen Mann habe ich auch noch angesteckt. Und dann ärger ich mich auch noch über ihn. Der geht doch heute zur Arbeit, obwohl er so angeschlagen ist. Gestern habe ich ihn ganz schön angeblubbert.

PV: Sie sind gereizt.

Sonja K.: Kann man wohl sagen. Ich hänge doch immer mit drin. Wenn das so weitergeht, wird unser Weihnachtsurlaub beschissen. Mal er krank, mal ich – da habe ich echt keinen Bock drauf.
Gemüt - Beschwerden durch - Entrüstung, Empörung
Gemüt - Beschwerden durch - Zorn - Entrüstung, Empörung; mit

Ich meine – ich verstehe ihn ja. Er will unbedingt zu seiner Mutter ins Pflegeheim, jetzt in der Weihnachtszeit. Wenn er sich jetzt krankschreiben lässt, kommt er da doch gar nicht rein.
Gemüt - Sorgen; voller - andere, um

Aber trotzdem – das geht doch so nicht. Und dann redet er auch einfach nicht. Sowas von zu. Nichts zu wollen.
Da bin ich ganz anders. Ich finde auch, wenn man über etwas reden kann, geht es einem doch gleich besser – oder nicht?
Gemüt - Wahnideen - Schlechtigkeit und Minderwertigkeit der anderen, während er großartig ist

Also manchmal könnte ich platzen!
Gemüt - Beschwerden durch - Entrüstung, Empörung

PV: Da ist ja eine Menge Wut in Ihnen. Was machen Sie damit?

Sonja K.: *(nickt)* Ja. Ich könnte platzen vor Wut. Aber meistens mache ich nichts – gar nichts.
Gemüt - Beschwerden durch - Zorn - unterdrückten Zorn; durch

Ich will ihn ja nicht noch mehr belasten. Ihm geht es ja auch nicht gut.
Gemüt - Sorgen; voller - andere, um
Naja – gestern, da hat er mal `ne Ladung abgekriegt. Aber meist schlucke ich lieber.
Gemüt - Beschwerden durch - Zorn - unterdrückten Zorn; durch

PV: Diese Erkältung – was nervt Sie daran am meisten?

Sonja K.: Dass es nicht weggeht.

Gemüt - Wahnideen - glücklos, er sei

Gemüt - Wahnideen - krank - sein; krank zu

Ich will zu Weihnachten nicht so'n Scheiß! Dieses Kackvirus geht nicht vor und nicht zurück. Das ist doch wie ein Kreis.

Gemüt - Fluchen

Gemüt - Furcht - Armut, vor

Frau K. wünscht sich eine erholsame Weihnachtszeit. Die Chance darauf, befürchtet sie, durch die bestehende Infektanfälligkeit zu verlieren.

Frau K. erhält **Staphysagria C6**, aufgelöst, 1 TL

Schon zwei Stunden später erhalte ich eine Mail: „Es ist alles deutlich besser geworden! Herzlichen Dank!"

Rubriken

- **Gemüt - Beschwerden durch - Entrüstung, Empörung**
- **Gemüt - Beschwerden durch - Zorn - Entrüstung, Empörung; mit**
- **Gemüt - Beschwerden durch - Zorn - unterdrückten Zorn; durch**
- **Gemüt - Fluchen**
- **Gemüt - Furcht - Armut, vor**
- **Gemüt - Furcht - Krankheit, vor drohender**
- **Gemüt - Lachen - unwillkürlich**
- **Gemüt - Sorgen; voller - andere, um**
- **Gemüt - Wahnideen - glücklos, er sei**
- **Gemüt - Wahnideen - krank - sein; krank zu**
- **Gemüt - Wahnideen - Schlechtigkeit und Minderwertigkeit der anderen, während er großartig ist**

Mir fehlt mein altes Leben

Die alleinerziehende Mutter eines jetzt fünfjährigen Jungen ist schon seit einigen Jahren wegen unterschiedlicher Probleme in Behandlung. Frau W. ist 40 Jahre alt und hat vor kurzem ihren Arbeitsplatz gewechselt. Das zuletzt verordnete Arznei-mittel – vor einer Woche – war Carcinosinum LM 6, unter anderem, weil ein Kno-ten in der Brust ihr Schmerzen und große Sorgen bereitete.

PV: Wie ist es Ihnen ergangen?

Frau W.: Ooooch..... Also die Schmerzen in der Brust sind weniger. Ich habe auch das Gefühl, der Knoten ist kleiner geworden. Aber ich mag eigentlich nicht tasten. Ich dränge den Gedanken weg...
Den Mammographietermin habe ich auch verschwitzt. Irgendwie will ich da nicht hin. Das kann doch nicht wirklich gut sein – so Radioaktivität und so... Ich mag sowieso nicht zum Arzt. Da bin ich schon so oft....

PV: Mhm. Ist das Ihr Hauptproblem?

Frau W.: Nee. Ich habe seit letzter Woche ganz heftige Schulterschmerzen. Nicht zum Aushalten! Das ist so, als ob da Gewichte dran hängen. Die linke Hüfte tut auch noch weh. Da schlafe ich dann natürlich auch schlecht. Und der Nacken ist sowieso ganz hart.

Es ist alles echt schwer. Mir fehlt mein altes Leben. Früher habe ich das gemacht, was ich wollte. Verstehen Sie, wie ich das meine? So im Job – wenn es mir nicht mehr passte, bin ich eben gegangen – ohne Rücksicht auf irgendwen.
Aber jetzt............ich muss immer für zwei denken. Ich kann nicht einfach alles hinschmeißen. Da ist doch Liam. Ich bin gar nicht mehr ich.

PV: Ja – das ist nicht leicht.

Frau W.: Jetzt gibt es immerzu Ängste. Es wird alles immer weniger! *(laut)*
Ich bin einfach nicht mehr gut zu mir. Eigentlich kann ich mich nicht mehr ausste-hen.

Follow-up eine Woche später

Frau W.: Also körperlich geht es mir besser. Die Nackenschmerzen sind eindeutig weniger und auch die Schmerzen in der Schulter, die waren ganz schnell weg. Überhaupt ziehen mich die Schmerzen nicht mehr so runter. Die Hüfte ist zumindest im Liegen besser.

Von der Psyche her bin ich irgendwie geteilt, so unentschlossen. Ich kriege nichts richtig gebacken.

In der letzten Woche gab es ein Problem mit Liam. Er hat mich so provoziert – da bin ich echt ausgerastet. Da habe ich mich natürlich ganz schlecht gefühlt. Er ist doch schließlich noch so klein... . Er kann doch nichts dafür, dass seine Mutter so schrecklich ist.

PV: Was macht denn die Brust?

Frau W.: Ach – da habe ich nichts gemerkt. Da mache ich mir keine Gedanken mehr drüber.

PV: Was ist denn dann heute Ihr Hauptproblem?

Frau W.: Also mein größtes Problem ist, ich nehme einfach nicht ab. Seit ich vor drei Monaten mit dem Rauchen aufgehört habe, habe ich 20 kg zugelegt.

Sehen Sie ja. (deutet auf Busen und Bauch)
Das finde ich nur ätzend. Nichts passt mehr. Ich sehe einfach nur fürchterlich aus.

BEARBEITUNG

Die alleinerziehende Mutter eines jetzt fünfjährigen Jungen ist schon seit einigen Jahren wegen unterschiedlicher Probleme in Behandlung. Frau W. ist 40 Jahre alt und hat vor kurzem ihren Arbeitsplatz gewechselt. Das zuletzt verordnete Arzneimittel – vor einer Woche – war Carcinosinum LM 6, unter anderem, weil ein Knoten in der Brust ihr Schmerzen und große Sorgen bereitete.

PV: Wie ist es Ihnen ergangen?

Frau W.: Ooooch..... Also die Schmerzen in der Brust sind weniger. Ich habe auch das Gefühl, der Knoten ist kleiner geworden. Aber ich mag eigentlich nicht tasten. Ich dränge den Gedanken weg...

Den Mammographietermin habe ich auch verschwitzt. Irgendwie will ich da nicht hin. Das kann doch nicht wirklich gut sein – so Radioaktivität und so... Ich mag sowieso nicht zum Arzt. Da bin ich schon so oft....
Gemüt - Wahnideen - betrogen, getäuscht worden; er sei

PV: Mhm. Ist das Ihr Hauptproblem?

Frau W.: Nee. Ich habe seit letzter Woche ganz heftige Schulterschmerzen. Nicht zum Aushalten! Das ist so, als ob da Gewichte dran hängen. Die linke Hüfte tut auch noch weh. Da schlafe ich dann natürlich auch schlecht. Und der Nacken ist sowieso ganz hart.

Es ist alles echt schwer. Mir fehlt mein altes Leben.
Früher habe ich das gemacht, was ich wollte. Verstehen Sie, wie ich das meine? So im Job – wenn es mir nicht mehr passte, bin ich eben gegangen – ohne Rücksicht auf irgendwen.
Gemüt - Aktivität - Verlangen nach
Aber jetzt............ich muss immer für zwei denken.
Gemüt - Wille - zwei Willen; Gefühl, er

Ich kann nicht einfach alles hinschmeißen. Da ist doch Liam.
Gemüt - Pflicht - zu viel Pflichtgefühl
Gemüt - Beschwerden durch – Bevormundung

> Begründung: Frau W. nimmt die Erziehung ihres Sohnes sehr ernst. Gleichzeitig aber wird ihre Handlungsfreiheit durch ihn eingeschränkt.

Ich bin gar nicht mehr ich.
Gemüt - Wahnideen - Identität - Fehleinschätzung in bezug auf die eigene

PV: Ja – das ist nicht leicht.

Frau W.: Jetzt gibt es immerzu Ängste. Es wird alles immer weniger! *(laut)*

Gemüt - Wahnideen - dahinschwinden; er würde

Begründung: Das ganze Leben, und damit sie selbst wird immer weniger, schwindet dahin.

Ich bin einfach nicht mehr gut zu mir.   Eigentlich kann ich mich nicht mehr ausstehen.

Gemüt - Tadelt sich selbst, macht sich Vorwürfe

Gemüt - Selbstvertrauen - Mangel an Selbstvertrauen - Selbstherabsetzung; Selbstherabwürdigung

Gemüt - Traurigkeit - falsch gemacht, falsch angepackt; als habe er alles

Verordnung: **Naja tripudians C12**

Rubriken

- **Gemüt - Aktivität - Verlangen nach**
- **Gemüt - Beschwerden durch - Bevormundung**
- **Gemüt - Pflicht - zu viel Pflichtgefühl**
- **Gemüt - Selbstvertrauen - Mangel an Selbstvertrauen - Selbstherabsetzung; Selbstherabwürdigung**
- **Gemüt - Tadelt sich selbst, macht sich Vorwürfe**
- **Gemüt - Traurigkeit - falsch gemacht, falsch angepackt; als habe er alle**
- **Gemüt - Wahnideen - betrogen, getäuscht worden; er sei**
- **Gemüt - Wahnideen - dahinschwinden; er würde**
- **Gemüt - Wahnideen - Identität - Fehleinschätzung in bezug auf die eigene**
- **Gemüt - Wille - zwei Willen; Gefühl, er habe**

Follow-up ein Woche später

Frau W.: Also körperlich geht es mir besser. Die Nackenschmerzen sind eindeutig weniger und auch die Schmerzen in der Schulter, die waren ganz schnell weg.

Überhaupt ziehen mich die Schmerzen nicht mehr so runter. Die Hüfte ist zumindest im Liegen besser.

Von der Psyche her bin ich irgendwie geteilt, so unentschlossen. Ich kriege nichts richtig gebacken.

In der letzten Woche gab es ein Problem mit Liam. Er hat mich so provoziert – da bin ich echt ausgerastet. Da habe ich mich natürlich ganz schlecht gefühlt. Er ist doch schließlich noch so klein... . Er kann doch nichts dafür, dass seine Mutter so schrecklich ist.

Gemüt - Tadelt sich selbst, macht sich Vorwürfe
Gemüt - Selbstvertrauen - Mangel an Selbstvertrauen - Selbstherabsetzung;
Selbstherabwürdigung

PV: Was macht denn die Brust?

Frau W.: Ach – da habe ich nichts gemerkt. Da mache ich mir keine Gedanken mehr drüber.

PV: Was ist denn dann heute Ihr Hauptproblem?

Frau W.: Also mein größtes Problem ist, ich nehme einfach nicht ab.
Gemüt - Wahnideen - Unrecht - mißlingen, fehlschlagen; alles würde

Seit ich vor drei Monaten mit dem Rauchen aufgehört habe, habe ich 20 kg zugelegt.
Gemüt - Wahnideen – vergrößert

Sehen Sie ja. (deutet auf Busen und Bauch)
Gemüt - Wahnideen - vergrößert - Körper sei – Körperteile

Das finde ich nur ätzend. Nichts passt mehr. Ich sehe einfach nur fürchterlich aus.
Gemüt - Übertreiben - Symptome; übertreibt ihre

Verordnung: **Naja C30,** aufgelöst, 1 TL

Rubriken

- Gemüt - Selbstvertrauen - Mangel an Selbstvertrauen - Selbstherabsetzung; Selbstherabwürdigung
- Gemüt - Tadelt sich selbst, macht sich Vorwürfe
- Gemüt - Übertreiben - Symptome; übertreibt ihre
- Gemüt - Wahnideen - Unrecht - mißlingen, fehlschlagen; alles würde
- Gemüt - Wahnideen - vergrößert
- Gemüt - Wahnideen - vergrößert - Körper sei – Körperteile

Das Thema Impfen beschäftigt Patienten wie Homöopathen in zunehmendem Maße. Patienten, weil sie seit der Einführung der Masernimpfpflicht in Deutschland und der Corona- Pandemie diesem Thema kaum noch entkommen können; Homöopathen, weil sie immer häufiger die causa >Folgen von Impfung< in ihren Anamnesen feststellen müssen.

SAMUEL HAHNEMANN beobachtete, dass einander unähnliche Krankheiten sich in ihrem Verlauf aufschieben, auch wenn eine der Krankheiten durch eine Impfung hervor gerufen wird: *„Und so suspendiren sich alle, einander unähnliche Krankheiten, die stärkere die schwächere (wo sie sich nicht, wie bei acuten selten geschieht, compliciren), heilen einander aber nie."* (§ 38 Organon) Die Betonung liegt hier auf **unähnlichen** Krankheiten.

Weiter gibt er einige Beispiele homöopathischer Heilungen, wenn die Krankheiten einander ähnelten: *„Wie allgemein sind nicht die heftigen, bis zur Erblindung steigenden Augenentzündungen bei der Menschenpocke, und siehe! eingeimpft heilte diese eine langwierige Augenentzündung vollständig und auf immer bei Dezoteux und eine andere bei Leroy. Eine, von unterdrücktem Kopfgrinde entstandene, zweijährige Blindheit, wich ihr, nach Klein, gänzlich.*
Wie oft erzeugte die Menschenblatter-Krankheit nicht Taubhörigkeit und Schweräthmigkeit! und beide langwierige Übel hob sie, als sie zu ihrer größten Höhe gestiegen war, wie J. Fr. Closs beobachtete.....
Die geimpfte Kuhpocke, sage ich, heilt durch Aenlichkeit dieses Neben-Miasms ähnliche, oft sehr alte Hautausschläge der Kinder, nachdem die Kuhpockenimpfung bei ihnen gehaftet hat, homöopathisch vollkommen und dauerhaft, wie eine Menge Beobachter (...)bezeugen." (§46 Organon)

HAHNEMANN konnte also, der damals gerade erst erfundenen Pockenschutzimpfung – Edward JENNER hatte seine Versuche 1798 veröffentlicht – durchaus etwas Positives abgewinnen, wenn sie denn homöopathisch, also nach dem Ähnlichkeitsgesetz eingesetzt wurde.

Die ihm folgenden Homöopathen mussten immer wieder feststellen, dass nach Impfungen der Gesundheitszustand einiger Patienten sich z.T. dramatisch verschlechterte.

„Nach homöopathischer Erfahrung gibt es vor allem drei tiefgreifende negative Einflüsse auf den Gesundheitszustand: schwer verlaufende akute Krankheiten, unterdrückende Therapien und Impfungen. Alle drei können bei einem schwachen Organismus und entsprechender Empfänglichkeit eine gesundheitliche Wende im Leben eines Menschen darstellen." (Vithoulkas, G.1987, S.115)

„Ein Impfschaden wiegt in der Regel wesentlich schwerer als jede andere Schädigung durch Medikamente oder Gifte." (Roy, C. und R. 2000, S.31)

„Impfungen machen obligat krank! Wie sehr, das ist in unserer Zeit zu einer Frage der feineren Beobachtung, des genaueren Hinsehens und der Biografiearbeit an jedem Kranken geworden, und erschließt sich nur demjengen, der sich darauf einlässt." (Graf, F.P. 2008, S.13)

Das gilt auch für die neueren, z.T. gentechnisch hergestellten so genannten „Impfstoffe", wie zahlreiche Homöopathen weltweit berichten.
Eine Literaturliste zum Thema Impfung findet sich am Ende dieses Kapitels.

Sucht man im Gemütsteil der Repertorien nach „Impfungen", ist das Ergebnis spärlich:

- **Gemüt - Angst - Impfung, nach**
  Thuj.
- **Klinik - Kinder - Impfung; Beschwerden nach - Gemüt**
  lyss-vc. thuj.
- **Gemüt - AUTISMUS, bei Kindern - Impfung, nach (M)**
  aeth. bar-c. bufo *Carc.* merc. thuj.
- **Gemüt - ENTWICKLUNGSSTILLSTAND, (vgl. Kap. KINDER) - Impfung, nach (M)**
  carc. sil.
- **Gemüt - ZURÜCKGEBLIEBENHEIT, Retardierung, geistige (vgl. Autismus) - Impfung, nach (M)**
  Carc. thuj.

Im Klinischen Repertorium von Robin MURPHY gibt es ein Extrakapitel >Impfungen<. Die Gemütssymptome darin sind:

- **Impfungen - ANGST**
  Thuj.

- **Impfungen - AUTISMUS, bei Kindern**
  aeth. bar-c. bufo *Carc.* merc. thuj.

- **Impfungen - BERÜHRUNGSEMPFINDLICHKEIT**
  Apis Hep.

- **Impfungen - ENTWICKLUNGSSTILLSTAND, (vgl. Kap. KINDER)**
  Carc. sil. thuj.

- **Impfungen - HYPERAKTIVITÄT, bei Kindern**
  anac. *Ars.* ars-i. calc-p. *Carc. Cina* coff. **HYOS.** *Iod. Med.* merc. nux-v. **STRAM.** *Tarent.* thuj. *Tub. Verat.*

- **Impfungen - IMBEZILLITÄT**
  bar-c. carc. gels. sil. thuj.

- **Impfungen - SCHLAFLOSIGKEIT**
  apis **CARC.** mez. *Thuj.*

- **Allgemeines - Impfung; Beschwerden nach - nie wieder gesund; seitdem**
  carc. pyrog. sil. thuj.

In meiner Praxis häufen sich z.Z. die Carcinosinum -Fälle.

Bei BOMHARD findet man noch:
- **Impfungen, Folgen von:** Crot-h, gels, Sil, Thuj (Bomhard, M.1995, S.190)

Im PENNEKAMP Kinderrepertorium gibt es:

- **ANGST; Impfung; / Injektionen vor ausgeprägt, fast hysterisch** (1) **SIL,**
- **ANGST; Impfung; nach** (2) sil, *thuj,*
- **AUTISMUS; nach; Impfung** (8) carc, **DPT,** kali-br, *lach,* sil, sulph, *thuj,* tub,

- **IMBEZILLITÄT; (Schwachsinn); Impfung nach** (1) thuj,
- **REIZBARKEIT; Impfung; nach** (5) ant-t, *calc, sulph,* **THUJ,** *tub,*
- **VERLETZEN; versucht; sich ständig selbst zu v. nach Impfung** (1) *lyss,*

Im SafeRep finden sich 21 Arzneien unter:
- **Auslöser Impfungen** (sare)
  ant-t. apis. ars. bell. calc. carc. crot-h. kali-m. lac-c. maland. merc. mez. psor. sil. skook. sulph. thuj. tub. vac. vario. zinc.

Die entsprechende Rubrik im Kapitel Allgemeines des Synthesis TE 2009 ist mit 58 Arzneimitteln noch sehr viel größer:
- **Allgemeines - Impfung; Beschwerden nach**
  Abrot. Acon. Ant-t. Apis arn. *Ars.* bapt. *Bar-c. Bell.* bufo calc-sil. calc. carc. cean. crot-c. crot-h. cupr. diph. echi. ferr-sil. graph. hep. kali-chl. *Kali-m.* kali-sil. lac-v. **LYSS.** mag-p. mag-sil. **MALAND.** mang-sil. merc-cy. *Merc.* **MEZ.** nat-sil. *Ped.* phos. *Psor.* pyrog. rhus-t. sabin. **SARS.** sep. sil-met. **SIL.** skook. stram. **SULPH. THUJ.** tub. v-a-b. **VAC.** *Vario. Zinc-i. Zinc-m. Zinc-n. Zinc-p.* **ZINC.**

Im Zusatzband des Repertorium Universale findet man in der gleichen Rubrik zusätzlich noch:
- **Ammc.** apisin. bac. bog. calam-a. cimic. ephe. gunp. hyssop. lepro. **Med.** nat-bic. sarr. syc-co. uran. (Zandvoort, Roger van, 2005 S. 478)

Aber können wir, wenn wir mit der SEHGAL -Methode arbeiten, damit etwas anfangen? Viele dieser Arzneimittel sind in den Gemütsteilen der Repertorien gut vertreten und somit auch mit dieser Methode auffindbar, aber bei einigen wird es schwierig.
Ich habe mir daher ein paar spärlich rubrizierte Arzneimittel herausgesucht und mich bemüht, mir einen Eindruck der Gemütszustände dieser Arzneimittel zu verschaffen. Zunächst, indem ich die Gemütsrubriken aufgelistet habe, die ich in meinen Repertorien finden konnte.
Anschließend habe ich Literatur ausgewertet.

Seckelblume

Gerade einmal sechs Rubriken stehen im Kapitel >Gemüt< des Synthesis 9,1:

- Gemüt - Erregung
- Gemüt - Erregung - Frost - während
- Gemüt - Furcht
- Gemüt - Furcht - unfähig, arbeitsunfähig zu werden; zur Arbeit (single)
- Gemüt - Gesten, Gebärden; macht
- Gemüt - Gesten, Gebärden; macht - Finger - Mund; Kinder stecken die Finger in den

Dazu kommen:
- Ausdrücke - Gemüt - Saugen - Finger; beißt - eigenen Fingern; saugt an den (SynTE)
- Gemüt - GEBÄRDEN, Gesten, macht - greift, nach etwas (M)
- GEMÜT - FURCHT - Arbeit, vor der (C)
- GEMÜT - SCHWERMUT, Traurigkeit, Niedergeschlagenheit - Milzentzündung, bei chronischer (C)

Clarke:
- „Große nervöse Erregung, mit Frösteln und Appetitverlust; Gefühl, als würden die Nerven erschüttert; beim Mittagessen konnte er kaum Messer und Gabel halten.

- Ein Gefühl des >es kümmert mich nicht<, die ganze Zeit über, kann nicht arbeiten." (Der Neue Clarke, Bd. II, 1996, S.1099)

Mezger:
- „Depressive Gemütsverfassung" (Mezger, J., 1995, S.443)

Phatak:
- „schlimmer Kaltes Wetter. Bewegung." (Phatak, S.R., 1998, S.238)

Vermeulen, Frans:
- „Kopfschmerzen mit Empfindung, als sei das Gehirn zu groß,

- Empfindung, als ob der Kopf synchron mit dem Herzen pulsiert."
  (Vermeulen, F. 1998, S.227)

Voisin:
- „Allgemeine Schwäche und Depression, Frostigkeit" (Voisin, H., 1969, S. 367)

Betrachtung

Daraus ergibt sich ein Arzneimittelbild, dass durch übergroße Erregbarkeit gekennzeichnet ist. Diese führt zu einer enormen Schwäche, die sich auch durch allgemeine Frostigkeit ausdrückt. Kälte verschlimmert noch und Bewegung hilft nicht weiter. Niedergeschlagen und traurig kann er nicht arbeiten, fürchtet die Arbeit sogar. Gleichzeitig beschäftigt ihn der Gedanke, womöglich völlig arbeitsunfähig zu werden. So sucht er nach Halt und greift nach allem Möglichen oder steckt die Finger in den Mund.

Dieses Symptom lässt sich gut beobachten. Es findet sich auch bei den Arzneimitteln Calcium carbonicum, Mercurius, Phosphorus, Silicea, Sulphur und Zincum, die ebenfalls in der Rubrik

>*Allgemeines - Impfung; Beschwerden nach*<

aufgeführt werden. Aber nur Ceanothus wird von der Furcht geplagt, arbeitsunfähig zu werden.

Zum Vergleich die Single-Rubriken zum Thema >Arbeit< dieser Arzneimittel:

- **Calcium carbonicum:**
  - Gemüt - ANGST - Arbeiten, mit Neigung zum
  - GEMÜT - ARBEIT - Bedürfnis nach geistiger - Angst, mit (C)
  - GEMÜT - FAULHEIT, Trägheit, Abneigung gegen Arbeit - gibt sein florierendes Geschäft auf (C)
- **Ceanothus:**
  - Gemüt - Furcht - unfähig, arbeitsunfähig zu werden; zur Arbeit
- **Mercurius:**
  - Gemüt - VERWIRRUNG, geistige - Arbeiten, beim (M)

- **Phosphorus:**
  - GEMÜT - ARBEIT - unmöglich - Aufstehen und Bewegung verschlechtert, Liegen und Halbschlaf amel. (C)
- **Silicea:**
  - Gemüt - ARBEIT, Beruf - Beschwerden, durch geistige Arbeit - Schreiben - Lesen, und (C)
  - Gemüt - ARBEIT, Beruf - Schreiben, agg. - Lesen, und (C)
- **Sulphur:**
  - Gemüt - Geistige Anstrengung - Verlangen nach - literarischer Arbeit
  - GEMÜT - ARBEIT - Abneigung gegen geistige - morgens - 8 Uhr (C)
- **Zincum:**
  - Schlaf - Einschlafen - nachmittags - Arbeiten; beim

Diphterinum

Diphterienosode

Synthesis 9,1:
- Gemüt - Stupor - Diphtherie, bei
- Gemüt - Stupor
- Gemüt - Sprechen - Schlaf; im
- Gemüt - Gehalten - Verlangen, gehalten zu werden
- Gemüt - Gehalten - amel.; gehalten zu werden
- Gemüt - Delirium - Sopor, mit
- Gemüt - Delirium - antwortet - langsam
- Gemüt - Delirium
- Gemüt - Angst

- Gemüt - Sprechen - Schlaf; im (SynTE)
- Ausdrücke - Gemüt - Klammert sich an - gehalten werden; möchte (SynTE)

- Gemüt - DELIRIUM, (vgl. Wahnideen) - antwortet, abrupt - richtig wenn angesprochen, aber Wahnideen und Bewusstlosigkeit kehren sofort wieder (M)

- GEMÜT - DELIRIUM - antwortet - langsam, fällt zurück (C)
- GEMÜT - FESTHALTEN oder Gehalten werden, möchte sich (C)
- GEMÜT - SPIELEN - Abneigung gegen, bei Kindern (C)
- **GEMÜT - SPRECHEN, Reden - allgemeine Rubriken - Schlaf - im Schlaf - Augen, mit offenen (C) single!**
- GEMÜT - SPRECHEN, Reden - allgemeine Rubriken - Schlaf - im Schlaf (C)

Betrachtung

Dieses Arzneimittel ist auch über die wenigen Gemütsrubriken gut auffindbar. Besonders die Rubrik
>*Gemüt - ANKLAMMERN - gehalten, werden, möchte - amel.*
diph. PULS. (M)<, macht deutlich, dass man das Arzneimittel **Diphterinum** in Betracht ziehen sollte, wenn Pulsatilla angezeigt scheint, aber ohne Wirkung bleibt. Insbesondere, wenn die Beschwerden nach einer Impfung auftreten.
Auch Verhaltensweisen, die sich in folgenden Rubriken ausdrücken, lassen sich gut beobachten:
- >*GEMÜT - DELIRIUM - antwortet - langsam, fällt zurück*<
- >*Gemüt - DELIRIUM, (vgl. Wahnideen) - antwortet, abrupt - richtig wenn angesprochen, aber Wahnideen und Bewusstlosigkeit kehren sofort wieder* (M)<
- >*GEMÜT - SPRECHEN, Reden - allgemeine Rubriken - Schlaf - im Schlaf - Augen, mit offenen* (C)< (single)

Nach JOSHI, B.und S., liegen bei Diphterinum durchgehend Kollaps und Schwäche vor. Der Patient ist sehr hinfällig und selbst zum Klagen zu schwach.(Vgl. Joshi, B. und S. 2013).

DPT

Diphterie, Pertussis, Tetanus Vaccine

Nicht in meinen Repertorien aufgeführt.
Bei system-sat.de (10.8.23):
Anorexia nervosa
Schreien (schrill/untröstlich)

Lac vaccinum

Kuhmilch

Während Lac vaccinum defloratum (entrahmte Kuhmilch) recht gut vertreten ist, konnte ich für Lac vaccinum kaum etwas in den Repertorien finden.

Synthesis 9,1:

- Gemüt - Beschwerden durch - schlechte Nachrichten

Clarke:
- „Allgemeine Nervosität, mit Niedergeschlagenheit, ein Gefühl, als würde er gleich schlechte Nachrichten hören.

- Geistige Verwirrung, hält lange Zeit nach der Prüfung an" (Der Neue Clarke, Bd. V, 1996, S.2767)

Allen
- Geistige Schwäche, die so plötzlich auftrat, dass sie ihre Gedanken nicht mehr sammeln konnte, um ihre Gefühle aufzuschreiben.

- Geistige Verwirrung, konnte ihre Gedanken nicht ausdrücken.

- Stumpf, schwach, verwirrt, mit Zittern des ganzen Köpers. (Allen, H.C., 2007, S.136)

Betrachtung

Schlechte Nachrichten zeigen eine besonders starke Wirkung auf den Geisteszustand. Die Schwäche kommt urplötzlich und ist so stark, dass er seine Gedanken nicht ausdrücken, geschweige denn aufschreiben kann.
Begleitet wird dieser verwirrte Zustand von Zittern am ganzen Körper.

Zum Vergleich die Rubrik
- **ALLGEMEINES - ZITTERN - allgemeine Arzneien - schlechten Nachrichten, nach (C)**
  alum. alumn. nat-m. plb.

und die Single- Rubriken der Arzneimittel:

- **Alumina:**
  - Ausdrücke - Allgemeines - Zittern; mit - äußerlich - begleitet von - Fluor
  - Weibliche Genitalien - Fluor - begleitet von - Zittern
  - Augen - ZITTERN – abends (M)
  - Augen - ZITTERN - links(M)
  - Augen - ZITTERN - Sehen, nach unten, beim(M)
  - ALLGEMEINES - ZITTERN - allgemeine Arzneien - Leukorrhö, bei(C)
  - ALLGEMEINES - ZITTERN - allgemeine Arzneien - nervös - Nachrichten, nach unangenehmen(C)

- **Alumen:**
  - Extremitäten - Zittern - Arme - Aufstehen; agg. Nach

- **Natrium muriaticum:**
  - Extremitäten - Zittern - Füße - vormittags - 11 h - Aufstehen vom Bett agg.
  - Extremitäten - Zittern - nachts - Gehen agg.
  - Extremitäten - Zittern - Beine - Gehen - amel.

- Extremitäten - Zittern - Hände - abends - Bett; agg. im
- Extremitäten - Zittern - Hände - Reiben - amel.
- Extremitäten - Zittern - Hände - unangenehmen Nachrichten; nach
- Extremitäten - Zittern - Knie - Hochsteigen einer Stufe; beim
- Schlaf - Schlaflosigkeit - Zittern, durch - Nerven; in den
- Allgemeines - Zittern - äußerlich - mittags - Schlaf; agg. nach
- Herz - KÄLTE, Herzgegend - Zittern, des Herzens, mit (M)
- Klinisches - ZITTERN, nervöses - mittags, nach Schlaf(M)
- Zunge - ZITTERN, Gefühl von – Zungenspitze(M)
- MUND - ZITTERN - Empfindung von Zittern, Zungenspitze(C)
- HERZ & KREISLAUF - KÄLTE - Herzregion - Zittern des Herzens, mit(C)
- EXTREMITÄTEN - ZITTERN - allgemeine Arzneien - nachts - Erwachen, beim(C)
- SCHLAF - SCHLAFLOSIGKEIT - allgemeine Arzneien - Zittern, durch - Nerven, in den(C)
- ALLGEMEINES - ZITTERN - allgemeine Arzneien - morgens - Milch, nach warmer(C)
- ALLGEMEINES - ZITTERN - allgemeine Arzneien - mittags - Schlaf, nach(C)

- **Plumbum:**
  - Gemüt - Wahnideen - drehen - alles dreht sich - Kreis, im - zittert, und
  - Gemüt - Wahnideen - zittern - alles würde zittern - Kreis drehen; und würde sich im
  - Gesicht - Zittern - rechts dann links
  - Extremitäten - Zittern - Anlehnen gegen etwas amel.
  - Extremitäten - Zittern - Kolik, nach
  - Extremitäten - Zittern - Arme - Weinbrand, Brandy amel.
  - Extremitäten - Zittern - Beine - Liegen agg.
  - Extremitäten - Zittern - Finger - Bewegung agg.
  - Extremitäten - Zittern - Hände - Bleivergiftung (bei Schriftsetzern); bei
  - Extremitäten - Zittern - Hände - Sorgen, Kummer agg.
  - Extremitäten - Zittern - Handgelenke - Gemütsbewegungen, Emotionen; durch
  - Allgemeines - Zittern - äußerlich - gefolgt von - Lähmung
  - Allgemeines - Zittern - äußerlich - Trinken, nach übermäßigem

95

- Hände - ZITTERN - Schriftsetzen, durch(M)
- Hände - ZITTERN - Sorgen, agg.(M)
- EXTREMITÄTEN - ZITTERN - allgemeine Arzneien - Beine - Liegen, beim(C)
- ALLGEMEINES - ZITTERN - allgemeine Arzneien - Ermattung, Erschöpfung, nach(C)
- ALLGEMEINES - ZITTERN - allgemeine Arzneien - Trinken - nach viel(C)

Malandrinum

Nosode der Pferdemauke

Synthesis 9,1:

- Gemüt - Stumpfheit
- Gemüt - Traurigkeit - Schwäche; mit (SynTE)
- Gemüt – Traurigkeit (SynTE)
- Gemüt – Stumpfheit (SynTE)
- Ausdrücke - Gemüt - Wahrnehmung – langsam (SynTE)

- Gemüt - STUMPFSINN, (vgl. Erschöpfung) (M)
- Gemüt - GEBÄRDEN, Gesten, macht - greift, nach etwas - Genitalien - Kindern, bei (M)
- Gemüt - GEBÄRDEN, Gesten, macht - greift, nach etwas – Genitalien (M)
- Gemüt - GEBÄRDEN, Gesten, macht - greift, nach etwas (M)
- Gemüt - GEBÄRDEN, Gesten, macht (M)

- GEMÜT - BETÄTIGUNG, Aktivität - allgemeine Arzneien (C)

- GEMÜT - BETÄTIGUNG, Aktivität - allgemeine Arzneien – nachts (C)
- GEMÜT - BETÄTIGUNG, Aktivität - allgemeine Arzneien - Schlaflosigkeit – mit (C)
- GEMÜT - GEBÄRDEN, Gesten, macht (C)
- GEMÜT - GEBÄRDEN, Gesten, macht - Hände, streckt sie aus oder greift nach etwas (C)
- GEMÜT - GEBÄRDEN, Gesten, macht - Hände, streckt sie aus oder greift nach etwas - Genitalien, zu den (C)
- GEMÜT - GEBÄRDEN, Gesten, macht - Hände, streckt sie aus oder greift nach etwas - Genitalien, zu den – Kinder (C)
- GEMÜT - GEDÄCHTNIS - gutes, reges Gedächtnis (C)
- GEMÜT – HEITERKEIT (C)
- GEMÜT - KONZENTRATION - schwierig, kann sich schlecht konzentrieren (C)
- GEMÜT - KONZENTRATION - schwierig, kann sich schlecht konzentrieren - Kopfschmerz – bei (C)
- GEMÜT - KONZENTRATION - schwierig, kann sich schlecht konzentrieren - Kopfschmerz - bei – chronischem (C)
- GEMÜT - SCHWERMUT, Traurigkeit, Niedergeschlagenheit (C)
- GEMÜT - SCHWERMUT, Traurigkeit, Niedergeschlagenheit - abends - amel. (C)
- GEMÜT - SCHWERMUT, Traurigkeit, Niedergeschlagenheit - Schwäche – mit (C)
- GEMÜT - SCHWERMUT, Traurigkeit, Niedergeschlagenheit – ängstlich (C)
- GEMÜT - SPAßEN, Scherzen - allgemeine Arzneien (C)
- GEMÜT - STUMPFSINN, Schwerfälligkeit, schwer von Begriff, geistige Trägheit(C)
- GEMÜT - STUMPFSINN, Schwerfälligkeit, schwer von Begriff, geistige Trägheit - Kopfschmerz wiederkehren wolle, als ob der (C)
- GEMÜT - TRÄUME – lebhaft (C)
- GEMÜT - TRÄUME - Streit, Auseinandersetzung, von (C)
- GEMÜT - TRÄUME – unangenehme (C)

Bei ALLAN findet man noch:

„GEMÜT

- Verwirrung und Mattigkeit der geistigen Funktionen mit Furcht vor jeder geistigen Anstrengung, Konzentrationsmangel, was völlig neu und ungewöhnlich für ihn war und mehrere Wochen, nachdem er aufgehört hatte das Mittel zu nehmen, anhielt.
- Schlechtes Auffassungsvermögen
- Gedächtnis schwach und schlecht; große Schwierigkeit zu erinnern, was er gelesen hat
- Verwirrtes Gefühl im Kopf mit heftigem Schmerz in der linken Schläfengegend, schließlich im linken Auge, als ob eine Säge durch den Augapfel auf und nieder gezogen wird; < durch Licht und Lesen.
- Scharfer, stechender Schmerz, zuerst in der linken Schläfe, dann in der rechten. Verwirrung und Mattigkeit der geistigen Funktionen; Konzentrationsmangel und Furcht vor jeder geistigen Anstrengung.
- Melancholie mit allgemeiner Müdigkeit." (Allan, H.C., 2007, S.253)

Betrachtung

Die auffälligste Rubrik dieses Arzneimittels ist:
- >GEMÜT - GEBÄRDEN, Gesten, macht - Hände, streckt sie aus oder greift nach etwas - Genitalien, zu den <(C)

Auch Aconitum, Belladonna, Bufo rana, Mercurius, Sepia, Stramonium können dieses Verhalten zeigen. Sie finden sich ebenfalls in der Rubrik
>Allgemeines - Impfung; Beschwerden nach<.

Aber nur bei Malandrinum findet sich auch eine Art Migräne Aura:
- >GEMÜT - STUMPFSINN, Schwerfälligkeit, schwer von Begriff, geistige Trägheit - Kopfschmerz wiederkehren wolle, als ob der (C)<.

Auffallend ist auch die stumpfsinnige Schwerfälligkeit, die dazu führt, dass er sich vor jeder geistigen Anstrengung fürchtet. Trotzdem kann man Heiterkeit und Spaßen finden.

Pediculus capitis

Kopflaus

Synthesis 9,1:

- Gemüt - Auffahren, Zusammenfahren
- Gemüt - Auffahren, Zusammenfahren - abends
- Gemüt - Beschwerden durch - Freude
- Gemüt - Beschwerden durch - Freude - übermäßige
- Gemüt - Boshaft
- Gemüt - Froh
- Gemüt - Froh - nachmittags
- Gemüt - Froh - nachmittags - 15 h
- Gemüt - Gedanken - schnell
- Gemüt - Geistige Anstrengung - Verlangen nach
- Gemüt - Geschäftig, betriebsam
- Gemüt - Gesten, Gebärden; macht
- Gemüt - Gesten, Gebärden; macht - lebhaft
- Gemüt - Gleichgültigkeit, Apathie
- Gemüt - Hast, Eile
- Gemüt - Hast, Eile - Schreiben; beim
- Gemüt - Lachen
- Gemüt - Lachen - Kleinigkeiten, über
- Gemüt - Moralischem Empfinden; Mangel an
- Gemüt - Reizbarkeit, Gereiztheit
- Gemüt - Ruhelosigkeit
- Gemüt - Ruhelosigkeit - nachts
- Gemüt - Spotten
- Gemüt - Sprache - flüssig, gewandt
- Gemüt - Stumpfheit
- Gemüt - Suizidneigung; Neigung zum Selbstmord
- Gemüt - Suizidneigung; Neigung zum Selbstmord - Ertränken, durch

- Gemüt - Traurigkeit
- Gemüt - Traurigkeit - grundlos
- Gemüt - Unbesonnen, unachtsam
- Gemüt - Verwirrung; geistige
- Gemüt - Verwirrung; geistige - morgens
- Gemüt - Verwirrung; geistige - morgens - Aufstehen - beim
- Gemüt - Zorn
- Gemüt - Zorn - grundlos

- Gemüt – Fleißig (SynTE)
- Ausdrücke - Gemüt - Aktivität - Verlangen nach - geistiger Anstrengung; nach (SynTE)
- Ausdrücke - Gemüt - Arbeit - Verlangen zu arbeiten (SynTE)
- Ausdrücke - Gemüt - Bett - heraus; möchte aus dem Bett – morgens (SynTE)
- Ausdrücke - Gemüt - Denken – schnell (SynTE)
- Ausdrücke - Gemüt - Gesten, Gebärden; macht – Lebhaftigkeit (SynTE)

- Ausdrücke - Gemüt - Impulse, Triebe; krankhafte - zerstören; sich zu (SynTE)
- Ausdrücke - Gemüt - Sprache, Sprechen - gewandt, gefällig (SynTE)
- Ausdrücke - Gemüt - spöttisch - lustig; macht sich über jemanden (SynTE)

- Gemüt - LACHEN - Kleinigkeiten, über (M)
- Gemüt - MORALISCHEM, Gefühl, Mangel an (M)
- Gemüt - RUHELOSIGKEIT, geistige (vgl. Eile, Ungeduld) - nachts(M)
- Gemüt - UNBESONNEN, achtlos(M)
- Gemüt - WORKAHOLIC, fleißig, überarbeitet sich(M)

- GEMÜT - TRÄUME - Wasser, von (C)
- GEMÜT - TRÄUME – verwirrt (C)
- GEMÜT - TRÄUME – Verschwörungen (C)
- GEMÜT - TRÄUME - Verhungern, vom, liegt verlassen in einem Kerker und soll sterben, flieht indem er hinauskrabbelt (C)

- GEMÜT - TRÄUME - verfolgt zu werden (C)
- GEMÜT - TRÄUME - Tumult, Aufruhr, Lärmen, von (C)
- GEMÜT - TRÄUME - Toten, von - Körpern - zerteilten, von (C)
- GEMÜT - TRÄUME - Toten, von – Körpern (C)
- GEMÜT - TRÄUME - Tieren, von – Ungeziefer (C)
- GEMÜT - TRÄUME - Tieren, von – Läuse (C)
- GEMÜT - TRÄUME - Tieren, von (C)
- GEMÜT - TRÄUME - schwarze - Gestalten - verdunkeln die Sonne (C)
- GEMÜT - TRÄUME - schwarze – Gestalten (C)
- GEMÜT - TRÄUME – schrecklich (C)
- GEMÜT - TRÄUME - Monster, Ungeheuer (C)
- GEMÜT - TRÄUME - Körper, Körperteile - Nase - Ausfluss, wässriger aus der (C)
- GEMÜT - TRÄUME - grässliche, scheußliche - schwarze Gestalt, die hoch in den Himmel hinaufflog und die Sonne verdunkelte (C)
- GEMÜT - TRÄUME - grässliche, scheußliche (C)
- GEMÜT - TRÄUME - Gleiten, vom (C)
- GEMÜT - TRÄUME - freundlich sein, vom (C)
- GEMÜT - TRÄUME – erotisch (C)
- GEMÜT - TRÄUME – angenehm (C)
- GEMÜT - TRÄUME - Wasser, von - waten im - bekannte Personen (C)
- GEMÜT - TRÄUME - Wasser, von - waten im (C)
- GEMÜT - TRÄUME - Wasser, von - Gehen - auf dem, bekannte Personen gehen (C)
- GEMÜT - TRÄUME - Wasser, von - Eislaufende Menschen im Sommer, sieht, denen das Wasser bis zu den Schenkeln reicht (C)

Clarke:
- „Melancholie ohne Ursache; sie macht sich über Kleinigkeiten Sorgen.
- Übermäßige Fröhlichkeit; sie lacht über alles.
- Reizbarkeit; grundloser Zorn.
- Völlige Sorglosigkeit in Bezug auf Gegenwart oder Zukunft.

- Große Neigung zu Studien; mit schnellem Verstehen; ist begierig zu arbeiten.
- Schreibt in fiebriger Schnelligkeit, abends
- Worte kommen ihm leichter über die Lippen (er stammelt normalerweise)." (Der Neue Clarke, Bd. VII, 1996, S.4085/4086)

Vermeulen:
- „G Fröhlich abends, sehr fröhlich.
- G Furcht vor hochgelegenen Orten, Eifersucht. Necken. Weinen vor Freude. Geistreich. Beschäftigung >.
- G Gesten, bedeckt Mund mit Hand.
- G Träume: Amputation der Hände. Unerwartet von jemanden von hinten angegriffen werden. Bedroht werden. Angst, ungerechterweise (fälschlicherweise) beschuldigt zu werden. Bremsen im Auto funktionieren nicht. Durchsetzungsvermögen, muss um ihren Teil kämpfen. Feuer durch Blitz. Feuer nur Rauch. Futuristische Autos. Gärten. Gefoppt werden. Gras, lang, bambusartig. Grillen (Barbecue). Hüte. Haar. Helm aus Draht. Soll hingerichtet werden. Insekten, Haus voller Flöhe. Klosett, Toiletten, Latrinen. Kritisiert werden. Läuse haben. Labyrinth. Monster. Schlangen. Schlemmen. Spinnen. Vergewaltigung. Verlassen sein oder sich so fühlen, keine Freunde haben; vom Ehemann, Vermeidungsverhalten, benutzt die Entschuldigung, viel zu tun zu haben. Verlangen sich zu verstecken. Vogelperspektive.
- A Verlangen zu baden oder zu duschen." (Vermeulen, Frans, 2017, S.125)

Mangialavori
- „Gemüt, Unangenehm (das „Unangeneme" ihres Gemüts besteht in dieser besonderen Hartnäckigkeit von Pediculus, mit der ständig etwas von einem gefordert wird.)"
- Gemüt, Träume verfolgt zu werden
- Gemüt, fleißig, Arbeitswahn" (Mangialavori, M. 2008, S.144)

Sauter

- ADHS
- Angst, ausgesaugt zu werden, saugen ihre Freunde und Bekannten aus
- Aussehen ist wichtig
- Erscheinung, legt viel Wert auf seine Äußere Erscheinung
- Forderungen, fordert ständig etwas
- Hygiene, mangelnde
- Hyperaktivität
- Kummer, Sorgen
- Parasiten, parasitär
- Schmarotzer
- Selbstwertgefühl, mangelndes
- Sonnenbrille, Verlangen nach
- Unreinlichkeit
- Verkriechen, Verlangen nach
- Verstecken, Verlangen nach
- Ungeziefer, überall kribbelt und krabbelt es
- Workaholic (Sauter, S.,2017, S.136/137)

Betrachtung

Aus den o.g. Rubriken entsteht in mir das Bild eines Workaholics im Wissen-
schaftsbereich:
- >Große Neigung zu Studien; mit schnellem Verstehen; ist begierig zu ar-
  beiten< (Clarke)

Alles und jeder wird angezapft und ausgesaugt und ständig wird Einsatz gefordert
- >saugen ihre Freunde und Bekannten aus< (Sauter)

Moralische Bedenken gibt es dabei nicht:
- Moralischem Empfinden; Mangel an<,

und immer muss es schnell gehen:
- >Gemüt - Geschäftig, betriebsam<, >Gemüt - Eile, Hast<.

Dabei ist er ein typischer Abend-und Nachtarbeiter:
- >Schreibt in fiebriger Schnelligkeit, abends<(Clarke),

- >*Gemüt - Ruhelosigkeit – nachts<.*

Wenn er dann endlich schlafen kann, wird er durch schreckliche Träume geplagt:

- >*GEMÜT - TRÄUME - grässliche, scheußliche (C),*

so dass am nächsten Morgen der Kopf dann noch nicht wieder klar ist:

- >*Gemüt - Verwirrung; geistige - morgens - Aufstehen – beim<.*

Skookum chuck aqua

Salz aus dem Wasser des Medical Lake, einem See in den westlichen USA

Synthesis 9,1:
- Gemüt - Maskulin - Frauen
- Gemüt - Veränderungen - Abneigung gegen

- Klinik - Gemüt - Eigensinn, Starrköpfigkeit (SynTE)

Betrachtung

Mehr Gemütsrubriken ließen sich in meinen Repertorien nicht finden.

Wenn man diese drei mit der Rubrik

- >*Allgemeines - Impfung; Beschwerden nach<*

kombiniert, bleiben nur Graphites und Skookum chuck aqua übrig. So könnte dieses Arzneimittel erwogen werden, wenn Graphites angezeigt scheint, aber wirkungslos bleibt.

Kuhpockennosode

Synthesis 9,1:

- Gemüt - Angst
- Gemüt - Erregung
- Gemüt - Erregung - nervös
- Gemüt - Furcht
- Gemüt - Furcht - Pocken, vor
- Gemüt - Getragen - Verlangen getragen zu werden
- Gemüt - Mürrisch
- Gemüt - Reizbarkeit, Gereiztheit
- Gemüt - Ruhelosigkeit
- Gemüt - Ruhelosigkeit - fiebrig
- Gemüt - Schreien
- Gemüt - Sorgen; voller
- Gemüt - Traurigkeit
- Gemüt - Traurigkeit - exogen bedingt
- Gemüt - Ungeduld
- Gemüt - Vergeßlich
- Gemüt - Verwirrung; geistige
- Gemüt - Weinen
- Gemüt - Weinen - Hitze; während

- Gemüt - RUHELOSIGKEIT, geistige (vgl. Eile, Ungeduld) (M)
- Gemüt - REIZBARKEIT - Schlaf, im(M)
- Gemüt - LAUNENHAFTIGKEIT(M)
- Gemüt - FIEBER, Gemütsbeschwerden bei - Weinen(M)

- GEMÜT - UMHERWERFEN - Fieber, während (C)
- GEMÜT – UMHERWERFEN (C)

- GEMÜT - REIZBARKEIT - Schlaf - agg. - während – ruhelosem (C)
- GEMÜT - REIZBARKEIT - Schlaf - agg. – während (C)

Allen
- „Gemüt – Weinen. Schlecht gelaunt, ruheloser Schlaf.
- Nervöse Niedergeschlagenheit, Ungeduld, Reizbarkeit; Neigung , sich von Dingen beunruhigen zu lassen.
- Krankhafte Furcht, Pocken zu bekommen.
- Verwirrung, sie kann sich nicht zu der Zeit an etwas erinnern, wenn sie es möchte." (Allen, H.C., 2007, S.527)

Clarke
- „Weinen.
- Krankhafte Furcht, Pocken zu bekommen.
- Schlechte Laune mit ruhelosem Schlaf.
- Nervös, ungeduldig, reizbar; Neigung von Dingen beunruhigt zu werden. (Der Neue Clarke, Bd. X, 1996, S.6108)

Die auffallendste Rubrik dieses Arzneimittels war für mich:
- *>Gemüt - REIZBARKEIT - Schlaf, im<.*

Zusammen mit:
- *>Allgemeines - Impfung; Beschwerden nach<*

bleiben Thuja und Vaccinium. So könnte dieses Mittel eine Alternative sein, wenn Thuja nicht die gewünschte Wirkung zeigt, und diese Reizbarkeit im Schlaf, also ohne sich dessen bewusst zu sein, wahrgenommen werden kann.

Auch Neigung, beunruhigt zu werden, sowie Furcht vor Pocken scheinen mir kennzeichnend für dieses Arzneimittel zu sein.
Z.Z. gibt es in den Medien vermehrt Berichte über das Auftreten von Affenpocken. Es ist daher denkbar, dass Vaccinium in naher Zukunft häufiger benötigt wird.

Nach PENNEKAMP gibt es einige Möglichkeiten der Prävention:

„ Impfung – präventive Maßnahmen, wenn selbige erfolgen „muss"
Hypericum vorher in mittlerer Potenz, setzt Schäden am zentralen Nervensystem herab.
Myrtus communis vorher in C200 zu geben, um möglichen Impfschäden vorzubeugen.
Ledum nachher in mittlerer Potenz, um dem nachfolgenden Fieber oder einer entzündlichen Reaktion entgegenzuwirken.
Thuja. Auch THUJA kann vorbeugend gegeben werden, um zukünftige Nachwirkungen zu vermeiden oder möglichst gering zu halten. Es sollte bald nach der Impfung gegeben werden, bevor sich Symptome entwickelt haben.
Wenn Impfung erfolgen muss (Reisen ins Ausland etc.), dann bitte vor selbiger einen (in Entwicklung befindlichen) Infekt mittels **CRP Test** ausschließen!"
(Pennekamp, Heinrich, 2002, S.687)

Zu Thuja weitere Ausführungen von Sanjay SEHGAL:
„..., was ist Impfung? Dr. Hahnemann sagte, wir sollten keine Vorurteile haben. Zur Zeit von Dr. Hahnemann wurde Thuja bei Impfungen gegen Pocken eingesetzt. Pocken verursachen Ausschläge. Aber heute wird gegen viel mehr Krankheiten geimpft als damals. Aber nicht alle Krankheiten, gegen die Impfungen eingesetzt werden produzieren Ausschläge. Außerdem sind die neuen Impfungen wesentlich feiner als früher, während die Impfung gegen Pocken zu der damaligen Zeit dagegen eine sehr grobe Form darstellte. Die Reaktion war damals sehr stark, es kam zu Fieber und anderen heftigen Reaktionen. Thuja ist das Mittel für die Zustände, die durch die alten Impfungen verursacht wurden. Thuja kann nicht allen Zuständen von Impfschäden entsprechen. Früher wurde angenommen, dass eine Impfung bestimmte Symptome produziert, wie z.B. Ausschläge usw. Die Symptome halten eine bestimmte Zeit an und beruhigen sich dann wieder. Daraufhin hat man eine lebenslange Immunität. Wenn der Körper die Impfung nicht annehmen kann, keine Reaktion durch die Impfung hervorgerufen wird und der toxische Zustand im Körper bleibt, entsteht eine geschwächte, defekte Konstitution, der Impfschaden. Die neuen Impfungen können nicht den Zustand von Thuja haben, wie das früher beschrieben wurde." (Sehgal Seminare, Bd. VIII. ISIS.)

Zum Schluss noch ein sehr ermutigender Fall, gelöst durch ein Polychrest. Ekkehard von SECKENDORFF (1940 – 2021) veröffentlichte ihn 2007:
„Ein Mädchen wurde mir angekündigt, das nach einer Verkettung von Keuchhusten-Impfung und gleichzeitiger Keuchhusten-Ansteckung nicht mehr sprechen konnte. Es kam und saß vor mir und konnte den ganzen Tag nur „Peh-Peh-Peh" äußern.

Ich befragte sie und bat sie um schriftliche Antwort, was sie zögernd tat, nachdem sie erst die Mutter angeschaut hatte. Sie war durch die Mühle der Universitätsmedizin gegangen, und die Ärzte hatten ein großes wissenschaftliches Interesse an diesem einzigartigen Fall gehabt. MRT, Lumbalpunktion, eine obskure Luminal-Therapie und psychiatrische Abschirmung waren die Ideen. Schließlich hatte ein Bekannter der Familie die Idee einer homöopathischen Behandlung gehabt. Wochenlang also konnte das kluge Kind nicht reden. Nach einigen Behandlungsversuchen durfte ich einen Brief des Mädchens lesen und analysieren:

„Mama, ich will dass ich jetzt sofort sprechen kann und den nervigen Jungs das Maul stopfen kann. Mach das alles gefälligst wieder gut. Du bist meine Mama, es ist deine Aufgabe! ICH KANN NICHT MEHR. "

Ich hatte sonst noch viele andere Hinweise von der Familie gesammelt und nach langen Überlegungen entschied ich mich, diesen Brief als die zentrale Aussage des Kindes zu nehmen und ihr Ignatia zu geben.

Im Ignatia-Kapitel können Sie nachlesen, wie die Rubriken interpretiert werden. Es waren

- Schreien um Hilfe
- Abweisende Stimmung
- Fassungslos (disconcerted).

Knapp und präzise analysiert mit rational begründeten Rubriken wurde Ignatia C 200 gegeben. Jedoch ohne Wirkung. Wie ist das möglich, wo doch alle Rubriken eindeutig bestimmt wurden? Leider wurde ich unsicher. Ich gab dann auf den Rat eines Kollegen hin Thuja, ohne Wirkung. Dann kam ich auf Irrwege. Warum war ich nicht bei meiner so sicheren Ignatia-Diagnose geblieben? Weil ich mich zu sehr an dem Satz: „Ich will, dass ich jetzt **sofort** sprechen kann" festgehalten habe. Ich habe immer wieder überlegt, dass dies doch „Verlangen, getragen zu werden, schnell" sein müsste und wusste, dass Ignatia in dieser Rubrik nicht enthalten ist. Deshalb kam ich ins Zweifeln. So gab ich Rhus-t. – ohne Wirkung. Obwohl ich die Rubrik „fassungslos" hundertmal studiert hatte und dutzende Male erfolgreich angewandt hatte, zögerte ich hier, weiter Ignatia zu geben, weil ich nicht erkannte, dass ein Mensch im Zustand der Fassungslosigkeit so fertig und am Boden ist, dass er alles sagen kann, was ihm in den Sinn kommt. Dabei muss das Eigentliche erkannt werden. Es ist das „Ich kann nicht mehr" und das „gefälligst", was die Rubrik „Fassungslos" ergibt (siehe Ignatia-Kapitel).

Ich aber gab Natrium muriaticum statt Ignatia, weil sie völlig gelangweilt vor mir in meinem Sprechzimmer saß und mit dem Fuß wippte, so wie es Herscue bei Nat-m.-Kindern beschrieben hatte: Ein Scheinerfolg stellte sich ein. Sie konnte wieder sprechen, aber dann kam ein Rückfall mit einer so schlimmen Enttäuschung, dass das nicht mit anzusehen war: schlimmer als vorher. Sollte ich Nat-m. wiederholen? Nein, denn glücklicherweise kam der Vater vorbei und aus seinem Bericht hörte ich, dass das Mädchen sich überhaupt nicht über seinen Zustand beklagte.

Welche Rubrik nahm ich nun? „Milde, erträgt Leiden und sogar Gewalttaten ohne zu Klagen". Nun hatte ich eine weitere Bestätigung für Ignatia.

Ich gab Ignatia, diesmal D 4 (!) in Wasser aufgelöst, alle 15 Minuten 1 Teelöffel, dreimal. Strikt nach der Erfahrung des alten Sehgal.

Der Erfolg war überwältigend und anhaltend: Nach 6 Tagen konnte sie wieder reden und das ganze Haus feierte ein Riesenfest! Sie war bester Dinge, ging wieder zur Schule und holte alles nach.

Bei der Analyse des Falles könnte man noch überlegen, dass Thuja die Grundlage gegeben hat, damit Ignatia wirken konnte. Eher habe ich jedoch die Erfahrung gemacht, dass eine bestimmte Potenz überhaupt nicht wirkt und eine andere es doch tut. Wie dem auch sei, Ignatia hat den Durchbruch gebracht und der Leser kann sich in diesem Buch im Ignatia-Kapitel von der Richtigkeit der hier vorgelegten Analyse überzeugen.

Man muss sich in diesem Fall klar machen, dass der Brief die zentrale Botschaft enthält und durch eine Sehgal-inspirierte Interpretation der darin enthaltenen Aussagen konnte das Mittel sicher gefunden werden. Zugleich zeigt das Vorgehen das zeitweilig subjektive Unvermögen meiner Urteilskraft im Gegensatz zu der

Möglichkeit dieser Methode. Der Fall zeigt, wie glasklar die Sehgal-Analyse sein kann und er zeigt mit ganzer Härte (auf Kosten des Patienten), was Fehlanalysen anrichten können: eine unnötige Teilverbesserung mit schwerster Enttäuschung. Mit der Zeit merkt man, ob man einen Fall richtig in Rubriken erfasst hat oder ob man schwimmt und probiert." (Lang, G., Seckendorff, E. von, 2007, S. 12-14)

Weiterführende Literatur

Eine Auswahl:

Achner, Jo : mRNA-Impfschäden homöopathisch behandelt, books on demand, 2021

Arvay, Clemens G.: Corona- Impfstoffe: Rettung oder Risiko, Quadriga, 2021

Birch, Kate : Impf-Frei : Nayarana Verlag, Kandern, 4. Aufl. 2017

Buchwald, Gerhard: Impfen: Das Geschäft mit der Angst, Knaur, 2000

Burnett, James Compton: Vakzinose und ihre Heilung mit Thuja, Müller und Steinicke, München, 2007

Graf, Friedrich P. : Nicht impfen – was dann? Sprangsrade Verlag, Ascheberg, 2008

Graf, Friedrich P.: Die Impfentscheidung, Sprangsrade Verlag, Ascheberg, 2023

Hartmann, Klaus: Impfen bis der Arzt kommt, F.A. Herbig Verlagsbuchhandlung, 2012

Hirte, Martin: Impfen Pro & Contra, Knaur, 2018

Hirte, Martin: Impfen kurz & praktisch, Knaur, 2018

Koch, Ulrich: Impfen im Kindes- und Erwachsenenalter. Ein kritischer Ratgeber aus homöopathischer Sicht, Natur und Medizin e.V. Verlag, 2009

Loibner, Johann: Impfen, das Geschäft mir der Unwissenheit, Michaels Verlag, 2013

Roy, Ravi & Carola Lage- Roy: Risiko Impfen, Homöopathischer Ratgeber, Lage & Roy Verlag, 1992

Smits, Tinus: Das Impfschaden-Syndrom, Nayarana Verlag, 2006

Trapitsch, Daniel: Impfen, Hans-Nietsch-Verlag, 2010

Auch hier geht es wieder nur um einzelne Aspekte der jeweiligen, von mir angewandten Arzneimittel.

ADAMAS

Diamant. Ein Arzneimittel, das in meiner Praxis eher selten verordnet wird.
Beim Überfliegen der Gemütsrubriken fallen die vielen Gemeinsamkeiten mit
Sepia auf:

- Gemüt - Abhängig von anderen
- Gemüt - Abneigung - Ehemann; gegen ihren
- Gemüt - Angst - Gesundheit; um die - eigene Gesundheit; um die
- Gemüt - Bett - bleiben; Verlangen, lange im Bett zu
- Gemüt - Fliehen, versucht zu - Familie und den Kindern zu fliehen; versucht von ihrer
- Gemüt - Furcht - Baden, ein Bad zu nehmen; vor dem
- Gemüt - Gleichgültigkeit, Apathie - Wohlergehen anderer; gegen das
- Gemüt - Kleinigkeiten, Trivialitäten - wichtig; scheinen
- Gemüt - Traurigkeit - Gesellschaft - Abneigung gegen Gesellschaft, Verlangen nach Einsamkeit
- Gemüt - Weinen - kann nicht weinen, obwohl er traurig ist

Hier einige aufschlussreiche Single- Rubriken:

- Gemüt - Blicken - beobachtend
- Gemüt - Erbrechen - Verlangen, die ganzen Eingeweide, Organe auszukotzen
- Gemüt - Hause, zu - verlassen; das Zuhause - Verlangen - Leben ohne das Chaos der Familie zu führen; um ein klares
- Gemüt - Macht - erregt ihn; Macht
- Gemüt - Wahnideen - Augen - geschlossene Augen auf die Welt blicken; sie würde durch halb

- Gemüt - Wahnideen - funkelt; alles
- Gemüt - Wahnideen - getrennt - Welt; von der - sei; er
- Gemüt - Wahnideen - Harmonie; von - Ordnung und Klarheit von allem; von

ANACARDIUM

Die bekannteste Rubrik von Anacardium ist wohl:
- *>Gemüt - Wahnideen - Teufel - spricht in das eine Ohr, fordert zum Morden auf - Engel spricht in das andere und fordert zu Taten der Güte auf; und ein<*

Darin zeigt sich am deutlichsten die Dualitä dieses Arzneimittels, die sich auch in den folgenden Rubriken ausdrückt:
- >Gemüt - Verwirrung; geistige - Identität; in bezug auf seine - Dualität; Gefühl der<
- >Gemüt - Wahnideen - doppelt - sein, doppelt zu<
- >Gemüt - Widerstreit mit sich selbst<
- >Gemüt - Wahnideen - geteilt - zwei Teile; in<

Auch in den folgenden Rubrikenpaaren kommt diese Dualität zum Ausdruck:
- *>Gemüt - Selbstsucht, Egoismus<*
- >Gemüt - Hilflosigkeit; Gefühl der<

Denn Anacardium kann gleichzeitig das Gefühl haben, Hilfe zu brauchen und doch am liebsten alles selbst machen zu wollen.

Ebenso schwierig ist für ihn das Thema >Ruhe<. Einerseits braucht er unbedingt eine Phase der Erholung, andererseits ist er nicht dazu in der Lage, diese einzuleiten:

- *>Gemüt - Ruhe - Verlangen nach<*
- *>Gemüt - Ruhe - kann nicht ruhen, wenn Dinge nicht am richtigen Platz sind<*

Er ist eben ständig hin- und hergerissen:

- *>Gemüt - Wille - zwei Willen; Gefühl, er habe - befiehlt, was der andere verbietet; der eine<*

ARGENTUM NITRICUM

Eine bewährte Indikation von Argentum nitricum ist die Prüfungsangst:

- *>Gemüt - Furcht - Versagen, Mißerfolg; vor dem - Prüfungen, bei<.*

Sie kann so weit gehen dass dem Betreffenden buchstäblich die Stimme wegbleibt:
- *>Kehlkopf und Trachea - Stimme - verloren - Sängern, bei<.*

Aber auch sonst setzt ihn alles Mögliche unter Druck:
- *>Gemüt - ERWARTUNGSSPANNUNG, (vgl. Angst, Sorgen) - ungewöhnlichen, Ereignis, bei jedem<(M).*

Besonders Arzttermine machen ihm gleich dreifach zu schaffen:
- *>Gemüt - ERWARTUNGSSPANNUNG, (vgl. Angst, Sorgen) - Zahnarzt, oder Arzt, vor Besucht beim<(M),*
- *>Gemüt - ERWARTUNGSSPANNUNG, (vgl. Angst, Sorgen) - Verabredung, vor bevorstehender(M)<,*
- *>Gemüt - Angst - Gesundheit; um die - eigene Gesundheit; um die<.*

Geduldige Zuhörer können den inneren Druck mindern, so dass er wieder ruhiger wird:

- *>Gemüt - Diskutieren - Symptome mit jedem; diskutiert ihre<*,
- *>Gemüt – Beeinflußbar<*
- *>Gemüt - Beruhigen - leicht zu - ängstlich; wenn<*

Wenn er diese allerdings durch seinen Eigensinn verscheucht::

- *>Gemüt - Eigensinnig, starrköpfig, dickköpfig - unsinnigsten Einwände; hat gegen alle Vorschläge die<*,

kann der Druck unerträglich werden:

- *>Gemüt - Wahnideen - Flaschen - Sodawasser; er sei eine Flasche<*.

Auch die folgenden Rubriken sind interessant:

- Gemüt - Erkennt - nicht; erkennt - Straßen nicht; erkennt bekannte
- Gemüt - Faulheit - Arbeit - schaden; glaubt, die Arbeit werde ihm
- Gemüt - Furcht - Luftangriffen; vor
- Gemüt - Furcht - stürzen; Furcht hohe Mauern und Gebäude würden auf ihn
- Gemüt - Furcht - Verletzung; vor - andere zu verletzen
- Gemüt - Gedanken - zwingend, nötigen ihn, etwas zu tun
- Gemüt - Geschäftig - fruchtlos, ergebnislos
- Gemüt - Gleichgültigkeit, Apathie - liegt mit geschlossenen Augen da
- Gemüt - Hast, Eile - alle - müssen, sollen sich beeilen
- Gemüt - Lästig, geht auf die Nerven
- Gemüt - Lügner - lügt, sagt nie die Wahrheit, weiß nicht, was sie sagt
- Gemüt - Prophezeit - Zeitpunkt des Todes voraus; sagt den
- Gemüt - Sonderbar, fremd, merkwürdig - Dinge zu tun; Impuls sonderbare
- Gemüt - Traurigkeit - Geringschätzung; durch unverdiente
- Gemüt - Vergessen - etwas vergessen; hat ständig das Gefühl, als habe er
- Gemüt - Wahnideen - gelingt ihm nichts, er macht alles falsch; es
- Gemüt - Überprüfen - zweimal oder öfter kontrollieren; muß alles

wurde schon in Bd. II behandelt.

Im Allgemeinen wird das Arzneimittelbild von Arsenicum album eher negativ bewertet. Geizig, hypochondrisch, rechthaberisch und undankbar gehören wohl zu den ersten Eigenschaften, die dem Homöopathen zu diesem Polychrest einfallen können.

Aber natürlich gibt es auch ganz andere Facetten, wie die folgenden Rubriken zeigen:

- Gemüt - Angst - andere, um
- Gemüt - Angst - Kinder - um seine
- Gemüt - Beharrlichkeit
- Gemüt - Chaotisch
- Gemüt - Disziplin - Mangel an
- Gemüt - Düstere; alles - Abneigung gegen
- Gemüt - Ehrfurcht, Bewunderung
- Gemüt - Exzentrizität, Überspanntheit
- Gemüt - Fleißig
- Gemüt - Freude
- Gemüt - Froh - Schweiß, beim
- Gemüt - Ideen, Einfälle - Reichtum an, Klarheit des Geistes
- Gemüt - Lachen - krampfhaft
- Gemüt - Lachen - leicht
- Gemüt - Lachen - Weinen - gleichzeitig Lachen und Weinen
- Gemüt - Leidenschaftlich
- Gemüt - Liebe - Familie; die
- Gemüt - Liebe - Kinder; liebt
- Gemüt - Liebevoll, voller Zuneigung, herzlich
- Gemüt - Lustig, fröhlich
- Gemüt - Milde
- Gemüt - Mutterinstinkt; übertriebener
- Gemüt - Naschen; Verlangen zu

- Gemüt - Seelenruhe, Gelassenheit
- Gemüt - Sentimental, schwärmerisch, rührselig
- Gemüt - Spaßen
- Gemüt - Spät - zu spät; ist immer
- Gemüt - Spielen - Verlangen zu spielen
- Gemüt - Spontan, impulsiv
- Gemüt - Ungestüm
- Gemüt - Verschiebt alles auf den nächsten Tag

CALCIUM CARBONICUM

Auch dieses Arzneimittel wurde schon in Bd. II behandelt.
Für Calcium hat das Thema „Sicherheit" oberste Priorität.
Hier ein paar Single Rubriken:

- Gemüt - Abneigung - allem, gegenüber - untätig dasitzt; sobald er
- Gemüt - Auffahren, Zusammenfahren - Stich mit einer Nadel; beim
- Gemüt - Bewußtlosigkeit - Drehen im Kreis; beim
- Gemüt - Empfindlich - ausgelacht zu werden; dagegen
- Gemüt - Erschöpfung; geistige - Erregung, nach
- Gemüt - Furcht - Horrorfilmen; vor
- Gemüt - Furcht - Ungeziefer; vor
- Gemüt - Furcht - Wunden zu sehen
- Gemüt - Gedanken - hartnäckig - Mord, Feuer und Ratten; an nichts anderes als
- Gemüt - Gesten, Gebärden; macht - Hände; unwillkürliche Bewegungen der - Fäuste - ballt die Fäuste, wie in rasendem Zorn
- Gemüt - Heftig, vehement - Stuhlgang, vor
- Gemüt - Impulse, Triebe; krankhafte - laufen; zu - oben und unten; nach
- Gemüt - Klagen - Beleidigungen; über längst vergangene
- Gemüt - Quält - andere - Tag und Nacht

„Der weitaus bedeutsamste Zug von Cuprum ist **Verkrampfung.** Cuprum-Menschen leiden unter Verkrampfungen auf allen Ebenen. (...)Der Patient findet kein Ventil für seine Gefühle, sie können nicht geäußert werden, und so kommt es zu Verspannungen, Hemmungen, Verkrampfungen." (Vithoulkas, G. , 2009, S. 75)

- >Gemüt - Beschwerden durch - Erregung – unterdrückte<
- >Gemüt - Delirium – heftig<
- >Gemüt - Furcht - Selbstkontrolle zu verlieren; die<
- >Gemüt - Heftig, vehement<

„Zentral bei Cuprum ist das Gefühl angegriffen zu werden." (Sankaran, R. 2006, S.81) Besonders die Ordnungsmacht löst in ihm dieses Gefühl aus:

- >Gemüt - Wahnideen - Polizist - stellen ihn zur Rede; Polizisten<
- >Gemüt - Wahnideen - verfolgt, ihm würde nachgestellt (konkret); er würde - Polizei, von der<
- >Gemüt - Wahnideen - verhaftet werden; er solle<

Kein Wunder, denn er hat fast immer ein schlechtes Gewissen:

- >Gemüt - Angst – Gewissensangst<

Und will nicht, dass ihm jemand zu nahe kommt:

- >Gemüt - Näherkommen, auf ihn Zukommen von Personen - Abneigung gegen<
- >Gemüt - Angesehen, angeblickt zu werden - weicht den Blicken anderer aus<

Dabei muss er nicht unbedingt etwas angestellt haben. Sein enormer Ehrgeiz lässt leicht das Gefühl entstehen, nicht genug getan zu haben:

- >Gemüt - Ehrgeiz - erhöht, vermehrt, sehr ehrgeizig - Beste sein; er möchte der<
- >Gemüt - Ehrgeiz - erhöht, vermehrt, sehr ehrgeizig - Wettbewerb mit anderen, vergleicht sich mit ihnen; steht<
- >Gemüt - Furcht - Versagen, Mißerfolg; vor dem<
- >Gemüt - Tadelt sich selbst, macht sich Vorwürfe<

Und „geht nicht – gibt's nicht":

- >Gemüt - Fanatismus - gibt niemals auf<

Ebenfalls interessant sind die Rubriken:

- Gemüt - Angst - Neues sieht; wenn er etwas
- Gemüt - Aphasie - Furcht, nach
- Gemüt - Beschwerden durch - Erregung - unterdrückte
- Gemüt - Ehrgeiz - erhöht, vermehrt, sehr ehrgeizig - Beste sein; er möchte der
- Gemüt - Eigensinnig, starrköpfig, dickköpfig - abwechselnd mit - Milde
- Gemüt - Furcht - Versagen, Mißerfolg; vor dem - Bestätigung; braucht ständige
- Gemüt - Lachen - Überarbeitung, nach
- Gemüt - Spielen - Unfähigkeit zu spielen
- Gemüt - Wahnideen - Befehlshaber zu sein; ein
- Gemüt - Wahnideen - unfähig, ungeeignet - Arbeit; zur

FALCO PEREGRINUS

Das für mich interessanteste Symptom dieses Arzneimittels ist:
-   *>Gemüt - Fahren, Autofahren - Verlangen zu fahren - schnell - rücksichtslos und gleichgültig gegenüber den Konsequenzen<.*

Allerdings erfährt man es eher von den gestressten Begleitpersonen als vom Patienten selbst.

Sein Fahrverhalten mag daran liegen, dass er Gefahren einfach nicht wahrnimmt:
-   *>Gemüt - Gefahr - kein Gefühl für Gefahr; hat<,*

wenn er schnell aus der Stadt aufs Land will:
-   *>Gemüt - Land - Verlangen, nach Landleben; auf dem Land zu sein - Gebirge; im<,*
-   *>Gemüt - Meer; Aufenthalt am - liebt es, am Meer zu sein<.*

Das Verlangen nach Freiheit drückt sich auch in den Rubriken:
-   *>Gemüt - Wahnideen - Pferde - sie sei ein am Zügel festgebundener wilder Hengst, der frei sein möchte<,*

- *>Gemüt - Freude - Natur; an der freien - Vögeln; am Flug von,*
- *>Wahnideen - Fliegen - jagt auf die Sterne zu<* und
- *>Wahnideen - Fliegen - jagt auf die Sterne zu<.*

Daher entwickelt er fast zwangsläufig Symptome, wenn er über längere Zeit beruflich oder privat gegängelt wird:
- *>Gemüt - Beschwerden durch - Bevormundung - lange Zeit, für<.*

Zunächst bleibt ihm als Ausweg die innere Emigration:
- *>Gemüt - Distanziert - täglichen Arbeiten, Beschäftigungen; von den<,*

aber er spürt sehr deutlich, dass dieses seinem Naturell wiederspricht:
- *>Gemüt -Entfremdet - sich selbst; von<.*

Ein paar weitere, interessante Rubriken:

- Gemüt - Abscheu - sich selbst; gegen
- Gemüt - Angst - Unsauberkeit und Chaos; vor
- Gemüt - Auflösung der Formen - Raumes, des
- Gemüt - Berühren, anfassen; etwas - Verlangen, etwas zu berühren, anzufassen - Menschen
- Gemüt - Denken - logisches Denken - Unfähigkeit zu logischem Denken
- Gemüt - Freude - Natur; an der freien - Vögeln; am Flug von
- Gemüt - Freude bereiten, zufriedenstellen - Verlangen, anderen eine Freude zu bereiten, sie zufriedenzustellen
- Gemüt - Frivol - abwechselnd mit - Gedanken versunken; in
- Gemüt - Furcht - Näherkommen, Annäherung von; vor - Anderen; von
- Gemüt - Gedächtnis - Gedächtnisschwäche - tun wollte; für das, was er gerade
- Gemüt - Gleichgültigkeit, Apathie - Äußerlichkeiten, Äußerliches; gegen
- Gemüt - Mathematik - Unfähigkeit zur
- Gemüt - Naiv, leichtgläubig - offen, ehrlich und wie ein Kind
- Gemüt - Spaßen - lächerlich oder albern
- Gemüt - Wahnideen - durchsichtig - er sei
- Gemüt - Wahnideen - Fliegen - jagt auf die Sterne zu
- Gemüt - Wahnideen - Trennung, Kluft zwischen sich und anderen
- Gemüt - Wahrheit - sagt (vorbehaltlos, rücksichtslos) die reine Wahrheit
- Gemüt - Widerwillen - Körper; gegenüber dem - eigenen Körper; gegenüber dem

HYOSCYAMUS

Dieses Arzneimittel wurde bereits ausführlich in Bd. I, Bd. II und Bd. IV besprochen. Die folgenden Rubriken unterstreichen das King-pin von Hyoscyamus *>Furcht - verraten zu werden; davor<*:

- *>Gemüt - Furcht - verkauft zu werden<*
- *>Gemüt - Wahnideen - verkauft – worden<*
- *>Gemüt - WAHNIDEEN, Halluzinationen, Visionen - verkauft, denkt er werde<* (M)

Dazu aus dem Lexikon der sprichwörtlichen Redensarten:
„Jemanden für dumm verkaufen: ihn für dumm halten.
Sich verraten und verkauft vorkommen: Hilflos preisgegeben sein.
Jemanden verkaufen: einen aushorchen und das durch erheucheltes Mitleid Erfahrene zu dessen Schaden an Vorgesetzte weiterberichten, auch: einen Mithäftling verraten." (Röhrich, L., 1992, S. 1672)

IGNATIA

In Bd. I wurde dargelegt, dass uns die Rubrik:
- *>Gemüt - Fassung gebracht, verwirrt; außer<*
häufig zu diesem Arzneimittel führt.

Oft ist dieser Zustand die Folge einer kürzlich erlebten, schweren Enttäuschung:
- *>Gemüt - Beschwerden durch - Enttäuschung - neue, vor kurzem erlebten<*.

Im Liebesleben:
- *>Gemüt - Beschwerden durch - Liebe; enttäuschte<*,

im Bereich der Freundschaften:
- *>Gemüt - Beschwerden durch - Freundschaft, betrogene<*

121

oder auch im Berufsleben:
- *>Gemüt - Beschwerden durch - Jobs; durch Verlust des<,*
- *>Gemüt - Beschwerden durch - Position; durch Verlust der<.*
- *>Gemüt - Beschwerden durch - Mißerfolg - literarischer, wissenschaftlicher Mißerfolg<.*

In dieser Situation wird Ignatia überempfindlich.

Meist macht er das mit sich ab:
- *>Gemüt - Traurigkeit – still<,*
- *>Gemüt - Beschwerden durch - Zorn - stillem Kummer; mit<*

Zum Teil, weil er einfach kein Wort herausbekommt:
- *>Gemüt - Antworten - unfähig zu antworten - verletzt wurde; wenn er emotional<*

und zum Teil, weil er weiß, dass er zu unkontrolliebaren Reaktionen neigt:
- *>Gemüt - KONTROLLE, der Gefühle, Mangel an<* (M).

Diese können besonders heftig werden, wenn er sich unverstanden fühlt :
- *>Gemüt - ZORN, (vgl. Raserei, Reizbarkeit) - versteht, wann man ihn falsch<*(M)
- *>Gemüt - Raserei, Tobsucht, Wut - Widerspruch; durch<*
- *>Gemüt - ZORN, (vgl. Raserei, Reizbarkeit) - Zornausbruch, Wutanfall - fällt zu Boden, tritt um sich und schreit<*(M).

Aber auch eigene Schnitzer können wütend machen:
- *>Gemüt - ZORN, (vgl. Raserei, Reizbarkeit) - Fehler, über die eigenen<*(M).

Denn Ignatia hat hohe moralische Ansprüche, auch an sich selbst:
- *>Gemüt - Empfindlich - moralische Eindrücke, gegen>*
- *>Gemüt - ERREGUNG, erregbar - moralische, Bedenken, durch(M)<*
- *>Gemüt - Pflicht - zu viel Pflichtgefühl<*

Seine eifersüchtige Facette wurde in Bd. I behandelt.

Hier möchte ich auf die ehrgeizige Seite von Lachesis eingehen:
- *>Gemüt - Ehrgeiz - erhöht, vermehrt, sehr ehrgeizig - Ruhm, möchte berühmt werden; nach<*
- *>Gemüt - Ehrgeiz - erhöht, vermehrt, sehr ehrgeizig - Wettbewerb mit anderen, vergleicht sich mit ihnen; steht<*

Voller power stürzt er sich in seine Aufgabe, die häufig im künstlerischen oder erfinderischen Bereich liegt:
- *>Gemüt - Energiegeladen; fühlt sich<*
- *>Gemüt - Aktivität - Verlangen nach - kreativer Aktivität, kreativer Schaffensdrang<*

Dabei kommen ihm sein wacher Verstand und seine starke Entschlusskraft sehr zugute.
- *>Gemüt - Begreifen, Auffassungsvermögen – leicht<*
- *>Gemüt - Ideen, Einfälle - Reichtum an, Klarheit des Geistes<*
- *>Gemüt - Schnell im Handeln<*

Aber er ist vorsichtig, ja misstrauisch:
- *>Gemüt – Wachsam<*
- *>Gemüt - Argwöhnisch, mißtrauisch<*

Schließlich war es immer schon so, dass Menschen, die aus der Menge herausragen, vieles zu befürchten haben:
- *>Gemüt - Vorurteile, voreingenommen, parteiisch - traditionelle Vorurteile<*
- *>Gemüt - Furcht - hochgelegenen Orten; vor<*

Seine wertvollen Ideen könnten ihm z.B. gestohlen werden:
- *>Gemüt - Furcht - verraten zu werden; davor<*
- *>Gemüt - Furcht - Räubern, vor<*
- *>Gemüt - Wahnideen - Diebe – sieht<*

Er weiß, dass sein oft weitschweifiger Wortreichtum einen Risikofaktor darstellt:
- *>Gemüt - Mitteilsam, gesprächig<*

- *>Gemüt - Redseligkeit; Geschwätzigkeit<*

Daher bemüht er sich instinktiv, seinen Redefluss zu begrenzen:
- *>Gemüt - Gesten, Gebärden; macht - Hände; unwillkürliche Bewegungen der - bedecken - Mund mit den Händen; den<*

Diese Geste konnte ich häufiger bei Lachesis-Patienten beobachten.

Noch einige bemerkenswerte Rubriken:

- Gemüt - Angeber - reich gehalten werden; möchte für
- Gemüt - Antworten - kurz angebunden
- Gemüt - Beleidigt, leicht
- Gemüt - Beschwerden durch - Vernachlässigung; durch - Vater; durch den
- Gemüt - Chaotisch - ordentlich machen; kann nichts
- Gemüt - Delirium - fremd - Sprache; spricht in einer fremden
- Gemüt - Empfindlich - Streitigkeiten; gegen
- Gemüt - Erschreckt leicht - Kleinigkeiten, über
- Gemüt - Essen - weigert sich zu
- Gemüt - Furcht - Altwerden; vor dem
- Gemüt - Geckenhaft
- Gemüt - Gedichte, Verse, Reime - macht
- Gemüt - Geiz - teuer; alles erscheint zu
- Gemüt - Hast, Eile - alle - müssen, sollen sich beeilen
- Gemüt - Magnetisiert - leicht zu magnetisieren
- Gemüt - Mathematik - Begabung zur
- Gemüt - Murmeln - sich selbst; zu
- Gemüt - Sachlich, vernünftig
- Gemüt - Spät - zu spät; ist immer
- Gemüt - Springen - Impuls zu springen
- Gemüt - Wahnideen - lachen und spotten; man würde über ihn
- Gemüt - Weigert sich etwas zu tun - Behandlung; gegen jede

In Bd. II und Bd. III ging es um die Unsicherheiten dieses großen Poychrests. Aber nicht selten sind diese schwer zu erkennen. Denn Lycopodium versucht fast immer dieses zu überspielen:

- *>Gemüt - Geziertheit, Affektierthei<*

Da er dabei sehr geschickt vorgeht, gelingt ihm das auch meistens:

- *>Gemüt – Diplomatisch<*
- *>Gemüt – Schmeichlerisch<*
- *>Gemüt - Angeln, Fischen - begabt fürs*

Er ist auch selbst für anerkennende Worte sehr empfänglich:

- *>Gemüt - Schmeicheln - Verlangen, daß man ihm schmeichelt<*

Werden hingegen ihm Vorhaltungen gemacht, kann er mimosenhaft reagieren:

- *>Gemüt - Empfindlich - Vorwürfe; gegen<*

Dann ist Schluss mit lustig, und er zieht sich zurück:

- *>Gemüt - Spaßen - verträgt keinen Spaß<*
- *>Gemüt - Zurückhaltend, reserviert<*

Außerhalb der Praxis kann er den Homöopathen durch seine überhebliche Art, die Homöopathie zu verachten, ermüden:

- *>Gemüt - Hochmütig, arrogant<*
- *>Gemüt – Verächtlich<*
- *>Gemüt - Homöopathie; Abneigung gegen<*
- *>Gemüt - Lästig, geht auf die Nerven<*

Als Patient ist er eher zurückhaltend und vermeidet Auseinandersetzungen:

- >Gemüt – Diplomatisch<
- >Gemüt - Zurückhaltend, reserviert<
- >Gemüt - Streiten - Abneigung gegen<
- >GEMÜT - FEIGHEIT - Meinung zu sagen, seine<(C)

- >Gemüt – Nachgiebigkeit<

Aufgefallen sind mir folgende Rubriken:
- Gemüt - Abneigung - Kinder; gegen
- Gemüt - Berührtwerden - Abneigung berührt zu werden - Krankenschwester; von der
- Gemüt - Betäubung - Lesen, beim
- Gemüt - Ehrgeiz - erhöht, vermehrt, sehr ehrgeizig - Mittel ein; setzt alle erdenklichen
- Gemüt - Entfremdet - Kindern; flüchtet vor ihren eigenen
- Gemüt - Faulheit - neue Ideen, Gedanken; mit Abneigung gegen
- Gemüt - Furcht - Schatten - seinem eigenen Schatten; vor
- Gemüt - Gehen - Freien, im - nach - agg.
- Gemüt - Geschmacklosigkeit bei der Wahl der Kleidung
- Gemüt - Gesten, Gebärden; macht - Sprechen - beim Sprechen; gestikuliert
- Gemüt - Jammern - Zukunft; über seine
- Gemüt - Lachen - freudlos
- Gemüt - Mathematik - Unfähigkeit zur - Horror vor
- Gemüt - Sprache - wiederholt - dasselbe; immer
- Gemüt - Undankbar
- Gemüt - Verschwenderisch - Ordnungssinn; aus Mangel an
- Gemüt - Zorn - abwesende Personen; beim Denken an

NAJA TRIPUDIANS

ist von einem sehr starken Pflichtbewusstsein erfüllt und hat ständig das Gefühl, nicht genug getan zu haben. (vgl.Master, F. 2012)
- *>Gemüt - Wahnideen - vernachlässigt - Pflichten vernachlässigt; er habe seine<*

- *>Gemüt - Pflicht - zu viel Pflichtgefühl<*
- *>Gemüt - Tadelt sich selbst, macht sich Vorwürfe<*

Dabei steckt er voller Ängste, besonders um seine Kinder:
- *>Gemüt - Angst - andere, um<*
  >Gemüt - Furcht - Unheil; Furcht vor<
- *>Gemüt - Angst - Kinder - um seine<*
- *>Gemüt - Furcht - Unfällen, vor - geliebter Menschen<*
- *>Gemüt - Furcht - Unfällen, vor - Kindes; des<*

Aber es geht ihm gleich besser, wenn er etwas tun kann:
- *>Gemüt - Angst - Bewegung – amel<*
- *>Gemüt - Gehen - Verlangen zu gehen<*
- *>Gemüt - Aktivität - Verlangen nach<*

Seine eigenen Beschwerden behält er lieber für sich, obwohl er viel über seinen Gesundheitszustand nachdenkt:
- *>Gemüt - Geheimnistuerisch, verschlossen<*
- *>Gemüt - Brütet, grübelt - Krankheit; über seine<*
- *>Gemüt - Brütet, grübelt - Krankheit; über seine - eingebildete Krankheit; über<*

Dabei geht es ihm in erster Linie darum, sein Leben selbst bestimmen zu können:
- *>Gemüt - Furcht - Selbstkontrolle zu verlieren; die<*

Denn das Gefühl sich immer weniger für seine Lieben einsetzen zu können, löst tiefe Niedergeschlagenheit bei ihm aus.
- *Gemüt - Wahnideen - dahinschwinden; er würde*
- *Gemüt - Traurigkeit - überflüssig; fühlt sich*

Noch weitere aufschlussreiche Rubriken:

- Gemüt - Antworten - Abneigung zu antworten
- Gemüt - Antworten - unfähig zu antworten - verletzt wurde; wenn er emotional
- Gemüt - Beschwerden durch - Bevormundung
- Gemüt - Feuer - nahe dem Feuer sein; Verlangen
- Gemüt - Furcht - allein zu sein

- Gemüt - Furcht - Krankheit, vor drohender
- Gemüt - Gedanken - wandernd, umherschweifend
- Gemüt - Gesten, Gebärden; macht - Hände; unwillkürliche Bewegungen der - Greifen
- Gemüt - Impulse, Triebe; krankhafte - Unbesonnenes tun; fühlt sich gedrängt
- Gemüt - Rebellisch
- Gemüt - Spielen - Verlangen zu spielen
- Gemüt - Störungen; Abneigung gegen
- Gemüt - Tadelsüchtig, krittelig
- Gemüt - Ungerechtigkeit; erträgt keine
- Gemüt - Unzufrieden - allem; mit
- Gemüt - Vergeben - kann nicht
- Gemüt - Verkehrt, alles erscheint
- Gemüt - Verspielt
- Gemüt - Wahnideen - betrogen, getäuscht worden; er sei
- Gemüt - Wahnideen - Falle zu sitzen; in der
- Gemüt - Wahnideen - Menschen, Personen - hinter ihm; jemand sei
- Gemüt - Wahnideen - übermenschlich zu sein - Kontrolle einer übermenschlichen Macht zu stehen; unter der
- Gemüt - Widerstreit mit sich selbst
- Gemüt - Überstürzt, vorschnell, unüberlegt, unbesonnen
- Gemüt - Übertreiben - Symptome; übertreibt ihre

NATRIUM MURIATICUM

Ist wohl eines der am häufigsten verordneten Polychreste und wurde schon in Bd. II dargestellt.
Hier einige Negativrubriken:
- Gemüt - Angeber
- Gemüt - Boshaft - Zorn, mit

- Gemüt - Drogen - Verlangen nach - psychotropen Drogen; nach
- Gemüt - Ehrgeiz - erhöht, vermehrt, sehr ehrgeizig - Wettbewerb mit anderen, vergleicht sich mit ihnen; steht
- Gemüt - Eigensinnig, starrköpfig, dickköpfig
- Gemüt - Entfremdet - Familie, von seiner
- Gemüt - Extravaganz, Maßlosigkeit
- Gemüt - Faulheit - verschiebt die Arbeit
- Gemüt - Feigheit
- Gemüt - Geiz - Großzügigkeit gegenüber Fremden, Geiz in bezug auf seine Familie
- Gemüt - Geschmacklosigkeit bei der Wahl der Kleidung
- Gemüt - Gleichgültigkeit, Apathie - Wohlergehen anderer; gegen das
- Gemüt - Grobheit
- Gemüt - Hartherzig, unerbittlich
- Gemüt - Haß - Rachsucht; Haß und
- Gemüt - Heikel, pingelig
- Gemüt - Hinterhältig, hinterlistig, falsch, verschlagen - Meineid; begeht
- Gemüt - Hochmütig, arrogant
- Gemüt - Lästig, geht auf die Nerven
- Gemüt - Reizbarkeit, Gereiztheit - Kleinigkeiten, durch
- Gemüt - Schmutzig - alles; verschmutzt, verdreckt
- Gemüt - Spät - zu spät; ist immer
- Gemüt - Stoßen, treten, austreten - Zorn; im
- Gemüt - Tadelsüchtig, krittelig
- Gemüt - Unanständig, unzüchtig
- Gemüt - Undankbar
- Gemüt - Unverschämtheit - Untergebenen gegenüber den Vorgesetzten; von
- Gemüt - Verschwenderisch

NUX VOMICA

In Bd. II und Bd. III wurden bereits Betrachtungen zu diesem beliebten Polychrest dargestellt.

Bei Nux vomica denken Homöopathen zuerst an einen überarbeiteten Workoholic. Aber dieser Zustand kann kippen, wie die Rubriken zum Thema Faulheit zeigen:

- Gemüt - Faulheit - morgens
- Gemüt - Faulheit - Enttäuschungen; nach
- Gemüt - Faulheit - Essen, nach dem
- Gemüt - Faulheit - Geschäft - Durchführung der Geschäfte; bei der
- Gemüt - Faulheit - körperlich
- Gemüt - Faulheit - Menses - vor
- Gemüt - Faulheit - Menses - während
- Gemüt - Faulheit - Zorn, nach

OPIUM

Auch dieses wichtige Arzneimittel wurde schon ausgiebig in Bd. II und Bd. IV untersucht.
Neben der Rubrik:

- *>Gemüt - Furcht - Extravaganz, vor<*

ist es vor allem die Rubrik

- *>Gemüt - Entrüstung, Empörung - Unbehagen, durch allgemeines<*
die mich häufig zu diesem bedeutenden Mittel führt.

Dazu Ausführungen von M.L.SEHGAL:

„Entrüstung, Unbehagen, durch allgemeines
(Indignation, discomfort, from general)

Bedeutung: Unbehagen (n), durch allgemeines: Zustand eines unangenehmen Gefühls, weil man respektlos (unhöflich) behandelt wurde, obgleich nur auf eine ganz allgemeine Weise.

Inter: Es ist jemandem nicht der gebührende Empfang oder der bequeme Sitzplatz, etc. zuteil geworden, der dem Wert seiner Würde entspricht, was anderen aber nicht bewusst ist.

Vers: 'Ich habe da ein Problem. Zum Beispiel bin ich in Ihre Praxis gekommen. Wenn ich hier feststelle, dass mich niemand richtig beachtet und mir einen Platz anbietet, oder mich wenigstens mit Respekt empfängt und mich darum bittet zu warten, bis der Doktor frei ist, dann muss ich das als Respektlosigkeit mir gegenüber ansehen, und ich werde deshalb keinen Augenblick mehr warten und das Haus verlassen.' "(Sehgal, M.L.,2004, S.438)

PLATINUM

Die Rubrik: >*Gemüt - Schreien - Hilfe, um*< führt sehr häufig zu diesem Arzneimittel, welches schon in Bd. II und Bd. IV betrachtet wurde.
Der Hilfeschrei drückt sich auch in den Rubriken:
- >*Gemüt - Wahnideen - Hilfe - ruft um Hilf*< und >*GEMÜT - DELIRIUM - Hilfe, ruft um*<*(C) –single* aus.

Dabei wird in meinen Repertorien die Differenzierung von >Hilfe<
- >*Shrieking, aid for*< und Unterstützung
- >*Delusions, help, calling for*<

aufgegeben. Das ist schade, denn Platin ruft nicht einfach um Hilfe (help), er fordert eher Unterstützung (aid).

Dazu M.L.SEHGAL: „....wird deutlich, wenn wir sehen, dass Platina schreit, aber nach Unterstützung (aid), d.h. nur nach Unterstützung und das dazu noch schonungslos, weil es nach Unterstützung kreischt. Schreien, Kreischen (Shrieking), wie wir es kennen, ist eine Stimme, die einen grellen Ton produziert, welcher in den Ohren und manchmal auch im Gemüt des Zuhörers Schmerzen hervorruft. Es bedeutet, dass Platina sich nicht darum kümmert, wie der Ton von dem, der gemeint ist, aufgenommen wird. Dieses Nichtkümmern um die Reaktion des anderen ist Teil seiner Ichbezogenheit (egotism) und seines Überlegenheitsgefühls, welches ihm nicht erlaubt, milde zu handeln. Es ist der egoistische Zug, der ihn zum Schreien, kreischen (shrieking) bringt. Er will Unterstützung ohne Verpflichtung.
Er spricht niemals über seine Geschäfte, weil er weiß, dass er seine Sachen selbst machen kann, mit oder ohne Hilfe der anderen. Die Unterstützung oder Hilfe ist für ihn nicht akzeptabel, wenn sie mit Verpflichtungen verbunden ist, bei denen er das Gefühl hat, dass er sich vor anderen aus Dankbarkeit verbeugen muss. Vielleicht will er nicht dankbar sein, weil dieses sein Ego in Schwierigkeiten bringt. Im praktischen Leben sehen wir Leute, die Hilfe oder Unterstützung ablehnen, wenn sie nur ein bisschen Zögern beim Helfer erleben. Solche Leute wollen niemals total abhängig von anderen sein, lieber helfen sie sich selbst. Im allgemeinen versuchen sie zu vermeiden, von anderen Unterstützung anzunehmen, weil sie das Gefühl haben, sich vor dem anderen und sich selbst zu erniedrigen. So wird das Überlegenheitsgefühl verletzt, was sie auf keinen Fall ertragen können, selbst wenn sie mit ihrem Geschäft aufhören und Verluste auf sich nehmen müssen." (Sehgal. M-l., 2004, S.175-176)

„Wenn der Geist und das Nervensystem ganz und gar in Aufruhr sind, handelt es sich meistens um einen Staphysagria-Fall" (Kent, J.T. 1958, S.730).

Aber – wie kommt es zu diesem Aufruhr?

Zunächst – Staphysagria ist äußerst empfindlich, schon als Kind:
- *>Gemüt - Empfindlich - Kinder; empfindliche<.*

Fast alles hinterlässt bei ihm starke Eindrücke:
- *>Gemüt - Empfindlich - äußerliche Eindrücke; gegen alle<.*
- *>Berührung, Geräusche, Gerüche, Grobheiten, Kritik, die Meinung anderer, moralische Eindrücke, Musik, Streitigkeiten, Tadel, Vorwürfe, Beschimpfungen, Die Schwächen anderer, Späße, Ungerechtigkeit<* –

nichts läßt ihn unberührt:
- *>Gemüt - Beeindrucken, empfänglich für Eindrücke; leicht zu<*

In der Pubertät kann sich dieses noch verschlimmern:
- *>Gemüt - Empfindlich - Pubertät, in der<.*

Dann kann auch die Empfindlichkeit gegen Kritik, Ungerechtigkeiten und Musik in den Vordergrund treten, zumal dafür häufig eine besondere Begabung besteht:
- *>Gemüt - Musik - Talent für<.*

Es kann schwierig sein, mit einer Person im Staphysagria-Zustand umzugehen, da sie grundsätzlich alles auf sich bezieht und übel nimmt:
- *>Gemüt - Beleidigt, leicht<.*
- *>Gemüt - WAHNIDEEN, Halluzinationen, Visionen - beleidigt, worden, er sei<(M).*

Wenn sie sich dann ernsthaft verletzt fühlt, bleibt eine offene Reaktion aus:
>Gemüt - Antworten - unfähig zu antworten - verletzt wurde; wenn er emotional<.

Einerseits, weil ihm die Schlagfertigkeit fehlt:

-    *>Gemüt - Ideen, Einfälle - Mangel an<* .

Zum Anderen hält er es unter seiner Würde, sich auf das Niveau eines Widersachers zu begeben:

-    *>Gemüt - Hochmütig, arrogant, Gemüt – Würdevoll<*.

Dann zieht er sich lieber zurück:

-    *>Gemüt - Geheimnistuerisch, verschlossen<*

und behält seine Argumente für sich:

-    *>Gemüt - Argumentieren - nicht; argumentiert<*.

Trotzdem leidet er unter der Situation und klagt sich selbst sein Leid:

-    *>Gemüt - Sprechen - sich selbst; mit, Gemüt - Bedauert sich<*.

Da kann er sicher sein, dass ihm jemand mit Empathie und Intelligenz zuhört:

-    *>Gemüt - Ichbezogenheit, Selbstüberhebung<*.

Zu schnell

Der Verkehrspolizist stoppt eine Autofahrerin: „Was fällt Ihnen ein mit 70 durch die Ortschaft zu rasen?"

„Herr Polizist, glauben Sie mir, es ist nur der Hut, der mich so alt macht."
(Müller-Scherz, 1991, S.14)

Autofahrerin

- Entfremdet - sich selbst; von
- Fahren, Autofahren - Verlangen zu fahren - schnell - rücksichtslos und gleichgültig gegenüber den Konsequenzen
- Fliehen, versucht zu
- Frivol
- Gedächtnis - Gedächtnisschwäche - getan hat; für das, was er eben
- Gefahr - kein Gefühl für Gefahr; hat
- Spaßen - lächerlich oder albern
- Unbekümmert
- Verlangen; großes - guten Meinung anderer; nach der
- Verwirrung; geistige - Fahren eines Autos; beim
- Wahnideen - Körper - häßlich aussehen; der Körper würde
- Zerstreut - Autofahren; beim

Polizist

- Pflicht - zu viel Pflichtgefühl
- Tadelt andere
- Übertreiben
- Beschimpfen, beleidigen, schmähen

Der rasanten Autofahrerin könnte man sicherlich mit **Falco peregrinus** zu einem ruhigeren Lebenswandel verhelfen.

Der Polizist benötigt eher **Lycopodium** um zu mehr Gelassenheit zu finden.

****

Immer mit der Ruhe

Ein Fernfahrer macht in einer Raststätte Pause. Kommen zwei Rocker in Motorrad-kluft herein, ziehen ihm die Serviette durch die Suppe, beschmieren seine Haare mit Senf, stülpen ihm den Zuckernapf auf den Kopf und beschmieren sein Hemd mit Ketchup.

Der Fernfahrer zahlt seine Rechnung und steht auf. Danach verlässt er ungerührt das Lokal.

Fragen die Rocker total verstört den Kellner: „Was war denn das für'n ein Typ?"

Antwortet der Kellner: „Wirklich ein seltener Idiot! Und Auto fahren kann er auch nicht! Eben hat er zwei Motorräder beim Rückwärtssetzen zu Schrott gefahren!" (Müller- Scherz, 1991, S21)

Rocker

- Gefühllos, hart
- Moralischem Empfinden; Mangel an
- Mutwillig, boshaft
- Niederträchtig
- Spaßen - boshaft, bösartig
- Herausfordernd
- Impertinenz, Unverschämtheit
- Streitsüchtig
- Boshaft
- Unverschämtheit
- Beschimpfen, beleidigen, schmähen

- Berühren, anfassen; etwas - Verlangen, etwas zu berühren, anzufassen - alles berühren, anfassen; muß
- Destruktivität, Zerstörungswut
- Entfernungen - falsche Einschätzung von
- Entfernungen - vergrößert; scheinen
- Freude - Unglück anderer; über das
- Geistige Anstrengung - agg. - unmöglich
- Gleichgültigkeit, Apathie - Leiden; gegen - anderer Menschen
- Grausamkeit - liebt es, Menschen und Tieren Leid zuzufügen
- Respekt, Ehrfurcht vor seiner Umgebung - Mangel an
- Spät - zu spät; ist immer
- Verwirrung; geistige - berauscht - Rausch; wie nach einem

Die Rocker würden vermutlich mit **Anacardium** zu einem liebenswürdigeren Auftreten finden.

Fernfahrer
- Gemüt - Milde - Klage; erträgt Leiden, sogar Gewalttaten ohne
- Gemüt - Haß
- Gemüt - Boshaft
- Ausdrücke - Gemüt – Rachsüchtig

Ignatia würde dem Fernfahrer sicherlich helfen, seine Fassung wieder zu gewinnen.

Kellner
- Gemüt - Unaufrichtig
- Gemüt - Blindheit vor; täuscht

Mit **Veratrum album** wird das Leben für den Kellner bestimmt gesünder.

****

Weihnachtswunsch

A: „Was hat sich Deine Frau zu Weihnachten gewünscht?"
B: „ Ein Streichinstrument! Ich weiß wirklich nicht, wie ich das bezahlen soll!"
A: „Dann kauf ihr doch ein Buttermesser." (Müller- Scherz, 1991, S.84)

A

- Gemüt – Neugierig
- Gemüt - Spaßen - schalkhaft
- Gemüt - Ideen, Einfälle - Reichtum an, Klarheit des Geistes

A kann mit **Pulsatilla** eine gemütliche Feiertagszeit verbringen.

B

- GEMÜT - GEDANKEN - hartnäckig - Wünsche, Begierden, betreffend (C)
- Gemüt - Wahnideen - arm; er sei

Bryonia bringt für B einen guten Ausgleich im Weihnachtsstress.

****

Das Leben ist kein Ponyhof

Der Ponyhofbesitzer will die Katze seiner Frau heimlich loswerden und beschließt, sie auszusetzen. Er nimmt sie mit ins Auto, fährt ein paar Straßen weiter, setzt die Katze aus und fährt wieder nach Hause. Zehn Minuten später ist die Katze wieder da. ‚Na gut', denkt der Mann, ‚die Strecke war vielleicht zu kurz.' Er setzt sich wieder mit der Katze ins Auto, fährt ein paar Kilometer weiter und setzt sie aus. Zwanzig Minuten später ist die Katze wieder zu Hause.
„Also jetzt reicht`s", denkt der Mann, nimmt die Katze mit ins Auto und fährt aus dem Ort heraus, dann durch den Wald, über eine Brücke, rechts, links, über ein paar kleine Feldwege, unter einer Unterführung hindurch und setzt die Katze dann schließlich mitten im Wald auf einer Lichtung aus.
Eine Stunde später ruft der Mann zu Hause an: „Ist die Katze da?", fragt er seine Frau.
„Ja, warum?" –
„Hol sie mal ans Telefon, ich habe mich verfahren." –

Ponyhofbesitzer
- Gemüt - Hartherzig, unerbittlich
- Gemüt - Hinterhältig, hinterlistig, falsch, verschlagen
- Gemüt - Tiere - liebt Tiere, Tierliebe - Pferde
- Gemüt - Verwirrung; geistige - weiß nicht, wo er ist
- Gemüt - Wahnideen - Hilfe - ruft um Hilfe
- Gemüt - Tiere - liebt Tiere, Tierliebe - Pferde

Platin ist das Arzneimittel für einen solch unbarmherzigen Pferdeliebhaber.

Katze

Sie kann man mit **Adamas** unterstützen.
- Gemüt - Orientierungssinn - erhöht
- Gemüt - Hause, zu - Verlangen, nach Hause zu gehen
- Gemüt - Festhalten an Meinungen, Entscheidungen

Der Volle Eimer

Während eines Vortrages zum Thema Gartenbau hatte die Dozentin einen Eimer dabei, den sie mit Steinen füllte. Dann fragte sie, ob der Eimer voll sei, und alle antworteten mit „Ja".

Da nahm sie eine Handvoll Kies, ließ ihn in die Lücken rieseln und fragte wieder, ob der Eimer voll sei.

„Ja – nun ist er voll", antworteten die Zuhörer, wenn auch diesmal etwas zweifelnd. Die Ausbilderin nahm daraufhin ein Schäufelchen feinkörnigen Sand und es glückte ihr, den Eimer noch weiter zu füllen. Als sie nun ihre Frage wiederholte, antworteten fast alle, dass sie den Eimer sicherlich noch mehr füllen könnte.

Und sehr richtig, sie nahm einen Schöpflöffel Wasser und füllte den Eimer ein letztes Mal.

Anschließend fragte die Dozentin, ob jemand den Hintersinn dieser Demonstration ermitteln könnte.

„Soviel man auch plant, man kann immer noch ein bisschen mehr hineinpressen", antwortete einer der Teilnehmer.

„Ja – vielleicht", antwortete die Frau, „aber was ich im Kopf hatte war, dass, wenn man nicht die großen Steine zuerst hineinlegt, sondern mit all den Kleinigkeiten anfängt, dann finden die großen nie Platz." (Hallberg, K., Kull M., 2010, S.58) (Übersetzung Petra Vetter)

Für Homöopathen heißt das, zuerst die Gemütssymptome, erst dann alles weitere.

Wie es SAMUEL HAHNEMANN in §211 des Organon schreibt:*„Dieß geht so weit, daß bei homöopathischer Wahl eines Heilmittels der Gemüthszustand des Kranken oft am meisten den Ausschlag gibt, als Zeichen von bestimmter Eigenheit, welches dem genau beobachtenden Arzte unter allen am wenigsten verborgen bleiben kann."* (Hahnemann, S., 1996, S.242)

Petra Vetter

LITERATUR

Allen. H.C.: Nosoden, Barthel &Barthel, (5.Aufl) Nendeln 2007

Bomhard, Martin: Symbolisches Repertorium, Verlag Homöopathie und Symbol, Berlin, 1994

Graf, Friedrich, P.: Nicht Impfen – was dann?, Sprangsrade Verlag, Ascheberg, 2008

Grudinski, Thomas von, Peter Vint: Der Neue Clarke, Bd. II, 1996, Dr. Grohmann GmbH, Enger

Hahnemann, Samuel: Chron. Krankheiten, Hahnemann Institut Greifenberg, 2000
Hahnemann, Samuel: Organon der Heilkunst, Haug, Heidelberg 1996, (6. Aufl.) Haug, Stuttgart 2003

Hallberg, Klas, Magnus Kull: Varför växer gräset?, Natur och Kultur, Stockholm , 2010

ISIS Miccant Computerprogramm

Joshi, Bhawisha und Shachindra: Nosoden & Naturkräfte, Narayana Verlag, Kandern, 2013

Kent, Janes Tyler: Kents Arzneimittelbilder, Haug, Ulm/Donau, 1958 (9.Aufl.)

Lang, Eva: Das Neue Repertorium Homoeopathicum, Eva Lang, Worpswede, 2005

Lang, Gerhardus, Seckendorff, Ekkehard von: Homöopathie, Einführung in Theorie und Praxis der Sehgal-Methode, Eva Lang, Worpswede, 2007

Mangialavori, Massimo: Ich lebe wie ein Vampir, Homöopathie Zeitschrift spezial, Spinnen und Insekten, 2008, Gauting S.144

Master, Farokh: Die Homöopathie der Schlangenmittel, Nayarana, Kandern, 2012 (2.Aufl.)

Mezger, Julius: Gesichtete homöopathische Arzneimittellehre, 11. Aufl., Haug, Heidelberg,1995

Müller-Scherz, Hannelore (Hrsg): 800 tolle Kinderwitze, Otto Maier Ravensburg, 1991

Murphy´s Repertory 3, deutsch,

Phatak, S.R.: Homöopathische Arzneimittellehre, Burgdorf, 1998

Pennekamp, Heinrich: Kinder – Repertorium, MDT –Verlag, Osten-Isensee, 3. Aufl., 2002

Radar 10 Computerprogramm

Röhrich, Lutz: Das große Lexikon der sprichwörtlichen Redensarten, Herder, Freiburg, 1992

Roy, Carola und Ravi: Kinder mit Homöopathie behandeln, Droemersche Verlagsanstalt, München, 2000

Sankaran, Rajan: Die Seele der Heilmittel, Homoeopathic Medical Publishers, Mumbai, 2006, 2. Aufl.

Sauter, Sven: Die Insekten in der Homöopathie, Teil 1, Transstrata Verlag, Berlin, 2017

Schroyens, Frederik: Synthesis 9.1, Radar 10 Computerprogramm
Schroyens, Frederik: Synthesis, Repertorium homoeomathicum syntheticum, deutsche Ausgabe, Hahnemann Institut, Greifenberg 1993

Schnetzler, Jens: Safe Repertory, jRep 4,3 Computerprogramm

Sehgal Brothers: The Missing Links, Indian books & Periodical Publishers, New Dehli, India, 2015

Sehgal, M. L.: Wiederentdeckung der Homöopathie, Bd. I-VIII, Eva Lang, Worpswede, 2004, (2.Aufl.)

Sehgal, M. L.: Rediscovery of Homoeopathy 12, Indian Books&Periodical Publishers, New Delhi, 2014

Sehgal, Sanjay und Yogesh: Anamnesetechnik, kleine Mittel wie Ruta, Plb., Acet-ac., Hell. Seminarband XIX, Eva Lang, Worpswede, 2012

Sehgal, Sanjay und Yogesh: Anhalonium, Egotismus, Seminarband VI, Isis Computerprogramm 2012

Sehgal, Sanjay und Yogesh: Carcinosinum, Bryonia, Kinderfälle, Seminarband XVII, Eva Lang Worpswede, 2012

Sehgal, Sanjay und Yogesh: Conium, Naja,Lachesis, Seminarband XI, Eva Lang, Worpswede, 2006

Sehgal, Sanjay und Yogesh: Das Gespür für die homöopathische Behandlung, Eva Lang, Worpswede, 2010

Sehgal, Sanjay und Yogesh: Der psychologische Aspekt in der homöopathischen Verordnung, Homöopathie- Seminar Bad Boll , 2007, Seminarband XVI, Eva Lang, Worpswede, 2009

Sehgal, Sanjay und Yogesh: Fallaufnahme, Anacardium, Arnica, Conium, Seminarband XV, Eva Lang, Worpswede, 2009

Sehgal, Sanjay und Yogesh: Homöopathie- Seminar Berlin 2004, Seminarband X, Eva Lang, Worpswede, 2005

Sehgal, Sanjay und Yogesh: Homöopathie- Seminar Bad Boll 2005, Seminarband VIII, Eva Lang, Worpswede, 2007

Sehgal, Sanjay und Yogesh: Homöopathie- Seminar Schweiz 2002, Band VII, Eva Lang, Worpswede, 2003

Sehgal, Sanjay und Yogesh: Homöopathie- Seminar Schweiz 2003, Seminarband IX, Eva Lang, Worpswede, 2003

Sehgal, Sanjay und Yogesh: Homöopathie, Seltene Mittel, Rubriken und Fälle, Seminarband XIV, Eva Lang, Worpswede, 2006

Sehgal, Sanjay und Yogesh: Kinder und ihre homöopathische Behandlung, Homöopathie-Seminar Berlin 2001, Seminarband V, Eva Lang, Worpswede 2006

Sehgal, Sanjay und Yogesh: Laurocerasus, Seminarband XII, Eva Lang, Worpswede, 2006

Sehgal, Sanjay und Yogesh: Lilium-tigrinum, Ferrum-phosphoricum, Kalium-carbonicum, Seminarband XIII, Eva Lang, Worpswede, 2007
Sehgal, Sanjay und Yogesh: Rubrik: Hoffnungsvoll, Fallmanagement und Potenzen, Seminarband XVIII, Eva Lang, Worpswede, 2012
Sehgal, Yogesh, Sehgal, Preeti, Sehgal, Sanjay: Perfect Materia Medica of Mind, Indian Books & Periodical Publishers, New Dehli 2007, (2.Aufl.)
Sehgal, Yogesh, Sehgal, Sanjay: Path Finder, Indian Books & Periodical Publishers, New Dehli 2005, (2.Aufl.)

Schnetzler, Jens: Safe Repertory, jRep 4,3 Computerprogramm

Vermeulen, Frans: Synoptische Materia Medica II, Emryss bv Publishers, Haarlem, 1998
Vermeulen, Frans: Synoptische Referenz, Verlag Homöopathie + Symbol, Berlin, 2017

Vithoulkas, Georgos: Die wissenschaftliche Homöopathie, Ulrich Burgdorf Verlag, Göttingen, 2. Aufl., 1987
Vithoulkas, Georgos: Homöopathische Arzneimittel, Materia medica viva, Bd. X, Elsevier Verlag, München, 2009

Voisin, Henri: Materia Medica des homöopathischen Praktikers, 3. Aufl., Haug Heidelberg, 1969

Witzka, Heide (Hrsg.): 666 Tierwitze, Coppenrath, Münster, 2020

Zandvoort, Roger van: Repertorium Universale, Zusatzband, Similimum Verlag, Ruperichtroth, 2005

Bisher erschienen:

Petra Vetter, Ekkehard von Seckendorff
Von Fall zu Fall
Nach SEHGAL gelöste Fälle zum Nacharbeiten
Eine Einführung in die homöopathische Arbeit nach SEHGAL.
Mit Fällen zu den Arzneimitteln: Belladonna, Hyoscyamus, Ignatia, Lachesis, Phosphorus, Pulsatilla, Rhus toxicodendron, Triticum vulgare.
Und dem Thema: >Die Tragik um und in Hyoscyamus<.
2018, BoD – Books on Demand, Norderstedt
ISBN: 9783746027852

Petra Vetter
Von Fall zu Fall II
Nach SEHGAL gelöste Fälle zum Nacharbeiten
Mit Fällen zu den Arzneimitteln: Arsenicum album, Calcium carbonicum, Carcinosinum, Gelsemium, Lycopodium, Natrium muriaticum, Nux vomica, Opium, Platinum, Sepia, Stramonium, Triticum vulgare.
Und dem Thema: >Polychreste<.
2018, BoD – Books on Demand, Norderstedt
ISBN: 9783748149361

Petra Vetter
Von Fall zu Fall III
Nach SEHGAL gelöste Fälle zum Nacharbeiten
Mit Fällen zu den Arzneimitteln:
Aconitum, Aurum, Belladonna, Bryonia, Lycopodium, Nux vomica,Phosphoricum acidum, Phosphorus, Pulsatilla, Rhus toxicodendron, Silicea, Sulphur,Veratrum album.
Und dem Thema: >Kann man sich mit der SEHGAL-Methode selbst behandeln?<
2019, BoD – Books on Demand, Norderstedt
ISBN: 9783744813990

Petra Vetter
Von Fall zu Fall IV
Nach SEHGAL gelöste Fälle zum Nacharbeiten
Mit Fällen zu den Arzneimitteln: Androctonus, Belladonna, Bryonia, Cocculus, Hyoscyamus, Natrium carbonicum, Nux vomica, Opium, Platinum, Pulsatilla, Ruta, Sanguinaria und Sulfur.
Und dem Thema: >Humor in derHomöopathie<
2020, Bod – Books on Demand, Norderstedt
ISBN:9783751936149

Außerdem:

Petra Vetter
Präzision und Phantasie
SEHGAL-Homöopathie und Hypnose
2014, BoD - Books on Demand, Norderstedt
ISBN: 9783735718082

Petra Vetter
Hypnose in der Homöopathischen Praxis
Eine Einführung
2017, BoD - Books on Demand, Norderstedt
ISBN: 9783734755958